経方脈学

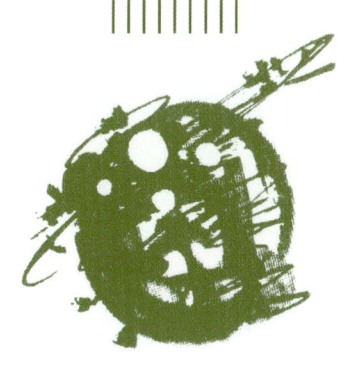

江部洋一郎／宗本尚志／田川直洋／小栗重統／有光潤介／石束麻里子＝著

東洋学術出版社

目　次

経方脈学

はじめに ……………………………………………………………… 1

寸・関・尺

寸・関・尺の脈診 ………………………………………………… 3
［寸口部の脈診］ ……………………………………………………… 3
［脈診の深さ］ ………………………………………………………… 3
［寸・関・尺の脈診］ ………………………………………………… 4

五臓六腑（あるいは器官）の配分 ……………………………… 5
［参考］脈診における寸・関・尺と五臓六腑の配分 …………… 5

病理と脈

漢方医学的病理 …………………………………………………… 12
気の5つの作用と脈 ……………………………………………… 13

i

脈診の実態 15
　（1）脈壁の状態 16
　（2）拍動 18
　（3）脈中の内容物 19
　［軽按・重按の意義］ 20

二十九脈 21

経方的脈診

脈の浮沈（実証） 23
　［脈の浮沈（実証）を生じるメカニズム（仮説）］ ... 23
　［脈浮（実証）］ 24
　［脈沈（実証）］ 25

脈の浮沈（虚証） 27

脈の遅数 27
　（1）脈遅の陽明病 27
　（2）脈数の少陰病 28
　（3）腸癰　膿未成　大黄牡丹湯の脈遅 28

その他の基本脈について 28

傷寒・金匱の脈証

1	浮	32	16	散	70
2	沈	39	17	緊	71
3	遅	43	18	芤	74
4	数	45	19	革	75
5	虚	49	20	牢	76
6	実	50	21	疾	76
7	滑	51	22	動	76
8	濇（渋）	53	23	伏	77
9	弦	55	24	緩	77
10	濡	58	25	促	78
11	洪	58	26	結	79
12	微	59	27	代	79
13	細（小）	63	28	長	79
13'	小	65	29	短	80
14	弱	66	30	急	80
15	大	69			

「傷寒・金匱」の脈証の簡単なまとめ ……………… 81

滑，弦，緊，動および軟，虚証の脈についての補足 …… 85

〈水，湿，飲，痰と脈について〉……………………………… 85
〈弦脈〉……………………………………………………………… 86
〈緊脈と弦脈〉……………………………………………………… 86
〈動脈〉……………………………………………………………… 87
〈脈の有力・無力と病証〉………………………………………… 88

『傷寒論』『金匱要略』以外の脈証 …… 89

- ①　浮 …………………… 89
- ②　沈 …………………… 90
- ③　遅・数 ………………… 90
- ④　滑 …………………… 91
- ⑤　濇 …………………… 91
- ⑥　虚 …………………… 91
- ⑦　実 …………………… 92
- ⑧　長 …………………… 92
- ⑨　弦 …………………… 92
- ⑩　短 …………………… 93
- ⑪　洪 …………………… 93
- ⑫　微 …………………… 93
- ⑬　細 …………………… 94
- ⑭　弱 …………………… 94
- ⑮　緊 …………………… 94
- ⑯　緩 …………………… 95
- ⑰　動 …………………… 95
- ⑱　促 …………………… 96
- ⑲　結 …………………… 96
- ⑳　代 …………………… 96
- ㉑　革 …………………… 96
- ㉒　牢 …………………… 97
- ㉓　芤 …………………… 97
- ㉔　伏 …………………… 97
- ㉕　大 …………………… 98
- ㉖　濡 …………………… 98
- ㉗　散 …………………… 98

〈特徴的な脈と弁証〉 …………………………… 99

参考文献 ……………………………………… 100
〈付録〉 ………………………………………… 101
索引 …………………………………………… 105

経方脈学

はじめに

　現在の脈診は，主として寸口部の脈診が行われている。この寸口部の脈診は実際の臨床においても病証をよく反映している。しかし古代においては（『内経』など），寸口部だけでなく，たとえば人迎のように他の浅在動脈の脈診も重要視されていた。

　寸口部を中心とした脈診が行われるようになったのは『難経』（後漢代？）からである。『傷寒論』では，趺陽脈（衝陽），少陰脈（太渓），少陽脈（和膠）などの脈診も行っているが，ほとんどは寸口部の脈診である。『脈経』以後は寸口部の脈診が中心となってゆく。

　また，唐末より纏足が流行し，足部の脈診は一部の女性において不可能となる。以後，現在に至るまで，脈診といえば寸口部をさすのが一般的である。

　脈診を行う際，一指を用いる方法と，三指を用いる方法がある。古代においては，むしろ一指で行っていたと考えられる。なぜなら，寸口部は体表部に線として現れているが，趺陽・少陰・人迎等の脈は点として現れており，三指で診ることは不可能だからである。

　したがって，古代は一指で，その後に三指に移行していったものと考えられる。ただしすべてを一指で診る方法もある。

　寸口部の脈診は，一般には三指で行われるが，関前一分の脈は一指（示指）で診てゆく。

```
┌─────────────────────────────────────────┐
│         [関前一分の脈]                   │
│      ├──────┼─↑─┼──────┼──────┤         │
│         寸    関       尺               │
│           関前一分                      │
└─────────────────────────────────────────┘
```

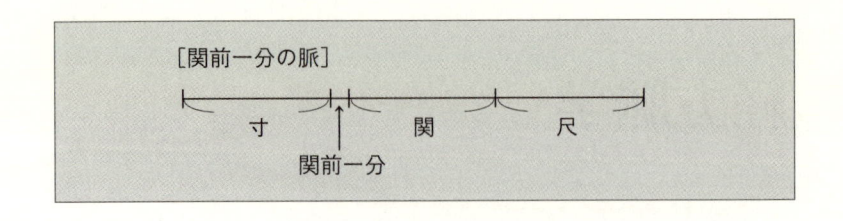

　筆者らは，手指のなかで第2指（示指）の腹側が最も感覚が敏感であるため，寸・関・尺および関前一分のすべてを一指で診てゆく方法をとっている。

　脈診に関する著作は古来より多数存在するが，筆者らはあくまでも『傷寒論』『金匱要略』の脈証を臨床上重視する。したがって，本書では，『傷寒論』『金匱要略』の脈診を中心にしているので，「経方脈学」と称する。

[参考]
廖平：対"切脈評議".（任応秋『中医脈学十講』）より
評　朱奉義，三指説，云「古法診脈只用一指或用全手如捫循……凡用三指者旨偽法」
評　楊仁斉「既不用両手三部之法，則如少陰人迎，一指診之足矣……」
評　滑伯仁「於寸口一部，以浮沈分臓腑，又以浮中沈分　佔五臓位次，全出難経，皆為魘語」
評　張景岳「古法只用一指，専診各穴，如以人（人迎），寸（寸口），少陰（太渓），三部言，……」

廖平『切脈評議』／王叔和『脈経』／朱奉義『活人書』／載起宗『脈訣刊誤』／楊仁斉『察脈真経』／王貺『全生指迷方』／滑伯仁『診家枢要』

寸・関・尺

寸・関・尺の脈診

［寸口部の脈診］

　左右の寸口部を寸・関・尺の三部に分け，それぞれ六分を配し，関前一分を加える。したがって，寸口部の長さは一寸九分となる（『難経』）。当時の一寸は現在の約2.3cmである。

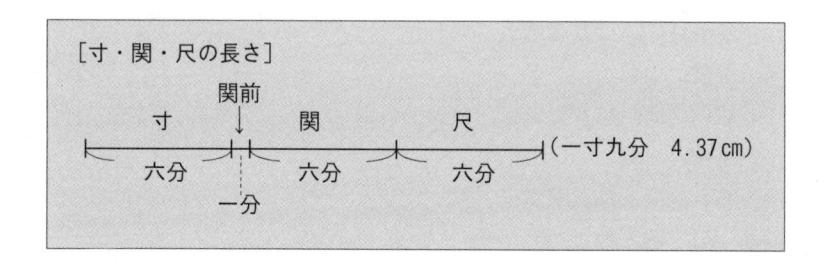

［寸・関・尺の長さ］

寸　関前↓　関　　尺　　（一寸九分　4.37cm）
六分　一分　六分　六分

　なお，右関前一分を「気口」，左関前一分を「人迎」ともいう。

［脈診の深さ］

　拳・尋・按の三部，あるいは浮・中・按・沈の四部で行う。しかし実際の臨床に際しては，一部を除いて軽按（浮・中）・重按（按・沈）で充分である。

［寸・関・尺の脈診］
　左右寸・関・尺の六部の軽按，重按で病証をみてゆく。
　これらは一つの参考であり，必ずしも病証を反映しているとは限らない。たとえば病理変化の強い陽明病白虎湯証においては，陽明・胃に相当する右関脈だけでなく，六部ともに滑数を呈すことが多い。
　また，数・遅・結・代・促については，六部のうち一部においてのみみられるというのは生理学上考えられないため，六部に分ける意味はない。

　　　　軽　按：浮・中取
　　　　重　按：按・沈取
　　　拳尋按：拳・浮取
　　　　　　　按・沈取
　　　　　　　尋・中取

［参考］脈の見方
拳・尋・按（三部）
　拳：軽按，浮取
　　　皮毛之間，探其腑脈也
　尋：中按，中取
　　　肌肉之間，候其胃気也，半表半裏也
　按：重按，沈取
　　　筋骨之間，察其臓脈也
寸関前一分　胸・喉
尺関後一分　腰・腹・股・膝・脛・足
文魁脈学（温病家，趙紹琴の父）
　浮中按沈（四部）
　浮中　功能方面　標象
　　　　表，衛分，気分
　按沈　疾病実質的病変　本質
　　　　陽虚，命門火衰，陰虚陽亢，営分血分
　　　　陳痰，久鬱阻経絡瘀痕積聚，腫瘤

久病邪深入于肝腎など

[参考]『難経』十八難
三部九候　三部　寸・関・尺
　　　　　九候　浮・中・沈
上部法天　主胸以上至頭之有疾也
中部法人　主膈以下至臍之有疾也
下部法地　主臍以下至足之有疾也
　　人迎　天
　　寸口　地
　　少陰　人

五臓六腑（あるいは器官）の配分

　表（7頁）に示すとおり，寸・関・尺における五臓六腑の配分は，『内経』『難経』，王叔和，張景岳，李瀬湖，『医宗金鑑』でそれぞれ異なっている。
　『難経』と王叔和は小腸・大腸を臓腑の表裏から機械的に上焦「寸」に配分している。しかし，小腸・大腸の解剖・機能を考えると，「寸」にもってくるのは不合理であると考える。
　臓腑の配分については，『医宗金鑑』（清呉謙等）の配分が筆者らの考えるものに最も近い（8頁の表）。

[参考] 脈診における寸・関・尺と五臓六腑の配分

『素問』脈要精微論
　本来は手首から肘にかけての皮膚で，五臓六腑をうかがうもの（尺膚診）であったが（6頁の図），『難経』あるいは『脈経』以後，寸口部の脈診に変化した。

［皮膚診の配当図］

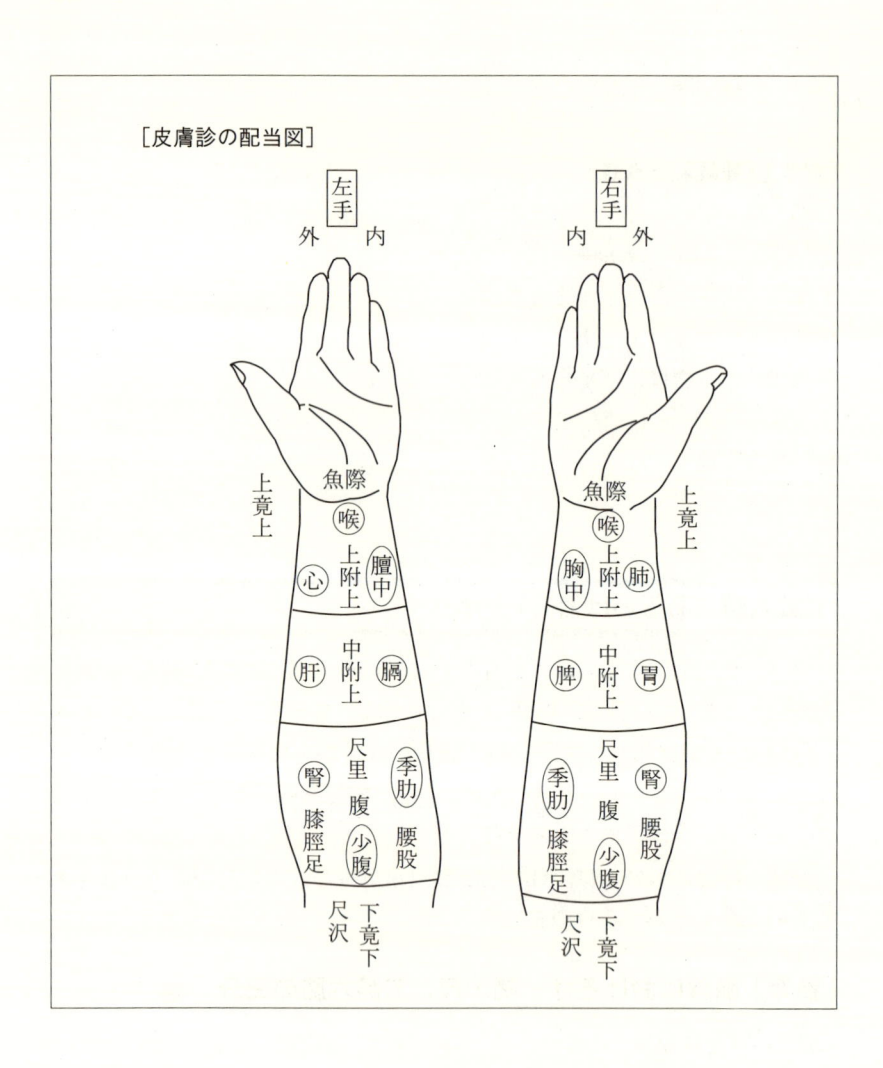

左手　右手
外　内　内　外

魚際　魚際
喉　喉
上附上　上附上
膻中　胸中
心　　　肺
中附上　中附上
膈　　　脾
肝　　　胃
尺里腹　尺里腹
季肋　季肋
少腹　少腹
腎　　腎
膝脛足　膝脛足
腰股　腰股
尺沢　尺沢

上竟上　上竟上
下竟下　下竟下

寸・関・尺

[各家の五臓六腑の配分]

			内経	難経	王叔和	張景岳	李瀕湖	金鑑
左	寸	外	心	心	心	心	心	膻中
		内	膻中	小腸	小腸	心包絡	膻中	心
	関	外	肝	肝	肝	肝	肝	肝
		内	膈	胆	胆	胆	胆	胆
	尺	外	腎	腎	腎	腎	腎	膀胱・小腸
		内	腹	膀胱	膀胱	膀胱・大腸	小腸	腎
右	寸	外	肺	肺	肺	肺	肺	胸中
		内	胸中	大腸	大腸	膻中	胸中	肺
	関	外	胃	脾	脾	脾	胃	胃
		内	脾	胃	胃	胃	脾	脾
	尺	外	腎	腎	腎	腎	腎	大腸
		内	腹	命門	三焦	三焦・命門・小腸	大腸	腎

[『内経』とそれ以外の内外]

内外 ┌ 『内経』　　：母指側（外），小指側（内）
　　 └ 『内経』以外：指端側（外），肘端側（内）

[『内経』の臓腑配分を脈に割り当てたもの]

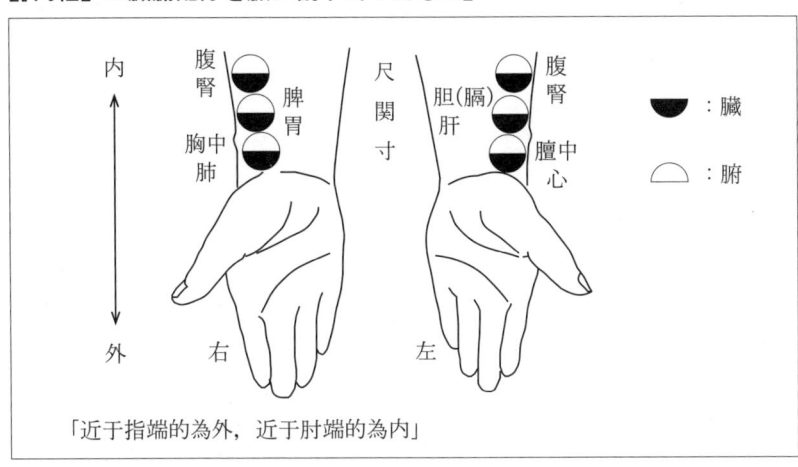

「近于指端的為外，近于肘端的為内」

［脈と臓腑器官の配分（われわれの考え）］

	左	右
寸	心	肺
関前一分	膈（辺縁部） （人迎）	胸膈（心下） （気口）
関	肝・胆	脾・胃
尺	小腸・膀胱 腎	小腸・大腸 （腎）

ほかに　寸：上部（喉・顔・頭等）
　　　　尺：下部（腰・腿・足）

小腸の機能
①第一分別：清濁の分別
②第二分別：大便・小便の分別
　①は脾胃との関連が強く，分別された清（精）は胃に上げられる。
　②は小腸―大腸―大便
　　　小腸―膀胱―小便とつながっている。

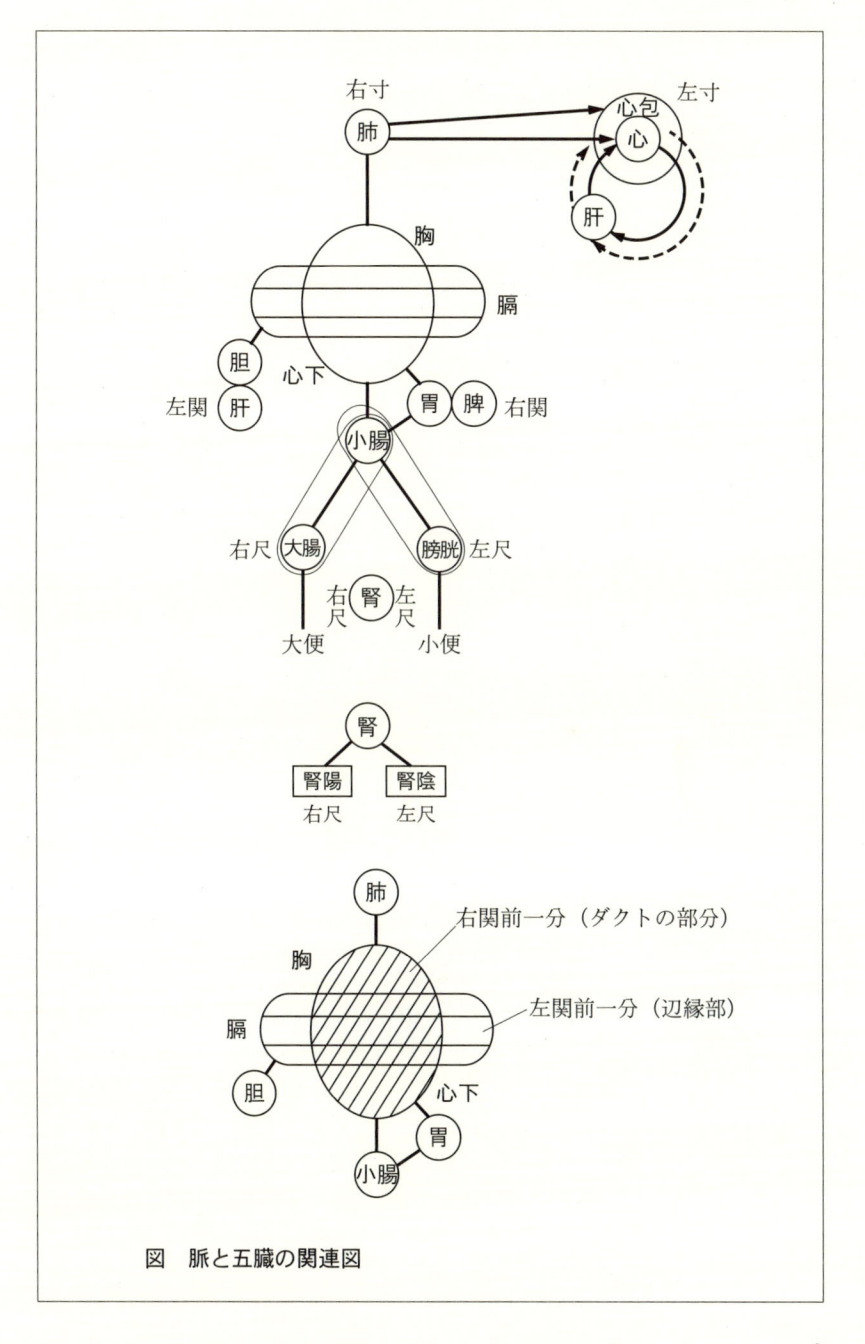

寸・関・尺

図 脈と五臓の関連図

病理と脈

　人体は「血脈」と「血脈以外」の部分に分けられる。血脈内で生じる病理もあるが，多くは血脈以外の部分で生じている。
　これら血脈内あるいは血脈外で生じた事象（病理）が情報として「脈」に伝えられ，いくつかのパターンとして認識される（情報の変換）。
　それらは二十九脈として表現される。
　血脈内あるいは血脈外で生じた事象が脈に反映され，たとえば滑脈・濇脈などとして表現されるのである。ただし，生じている事象（病理）と脈の間には，なんらかの関連は存在するものの，それぞれは異なった現象であり，同一視することはできない。
　病理は同じでも原因と，結果によって現れる脈が異なることもある。たとえば，宿食が原因となって滑脈が現れることもあれば，宿食の結果気が滞って濇脈が現れることもある。

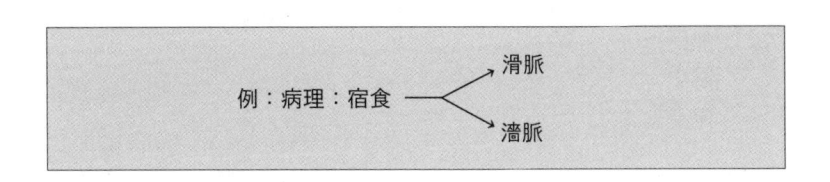

```
例：病理：宿食 ──┬─→ 滑脈
                └─→ 濇脈
```

　それではなぜ，脈に情報が伝えられるのだろうか？
　血脈は全身を巡っており，経脈・絡脈の区別はあるが，人体の五臓六腑・器官・組織等のあらゆる場所に存在する。絡脈がその近くに存在する病理変化（たとえ血脈外の事象でも）のセンサーとなっており，情報を脈中に

伝えているものと考えられる。

> 病理変化 ⟶ 近くの絡 ⟶ 脈証

　西洋医学においても，東洋医学とは異なった形ではあるが，血液中に多くの情報を内含している（CRPの上昇は炎症，KL-6の上昇は間質性肺炎，CEAの上昇はがんなど）。
　西洋医学においては血液中の物質と病理を結びつけているが，東洋医学の脈証は，そのときに人体内で生じている事象が，ダイナミックに拍動する脈に反映されているものとして診てゆく。
　生命活動を行っている人体の生理病理を，拍動する脈を診て，診断の根拠の一部としているのである。

漢方医学的病理

〈実〉　五邪　風，寒，熱，湿，燥
　　　　気　　気滞，気逆，化火
　　　　血　　瘀血（血瘀），血熱，血寒
　　　　津　　水，湿，飲，痰
　　　　食　　食積，宿食，燥屎

〈虚〉　気虚　精虚
　　　　血虚
　　　　陰虚
　　　　陽虚

〈五臓〉　心，肺，肝，脾，腎
　　　　　心包

〈六腑〉　胆，胃，大・小腸，膀胱
　　　　　三焦

脈には有形・無形の「実」，あるいは「虚」がそれぞれの形で反映されている。これらの「虚」「実」は全身，あるいは特定の臓腑・器官・組織に存在している。

気の5つの作用と脈

気には①推動・②温煦・③気化・④統摂・⑤防衛の5つの作用がある。以下に臓腑との関係と脈への影響を記す。

①推動作用
　胆・肝・心・肺が関係……脈の推進・拍動
②温煦作用
　胃・腎が関係……脈の数遅，滑
③気化作用
　腎が関係……たとえば津を血に化す
④統摂作用
　脾が関係……血が脈から漏れないようにする
　胆が関係……脈壁の状態に関与
⑤防衛作用
　肺・胃・腎が関係……防衛の主体は外殻の皮・肌・脈外の気である。
　　ただし，まれに邪が血分に入ったときは，血も防衛作用を発揮する。
　　防衛の状態は脈に反映される。

前述したとおり，脈診は本来，浮・中・按・沈の四部，あるいは拳・尋・按の三部の深さで行うが，実際の臨床においては，ほとんどが軽按・重按の二部で充分である。

ここでは脈を触れたところから軽く押さえるのを「軽按」，そこからさらに深く押さえるのを「重按」とする。

したがって，たとえ沈脈であってもそれを軽按・重按の二層に分けて診るのである。

例　沈弦細（軽按），細濇無力（重按）

ただし，伏脈ほど沈んでしまうと二層に分けることはできない。また微脈も薄すぎて二層に分けられない。
　軽按・重按で以下のような脈象を診る。

軽按	浮・沈	重按	有力・無力
	大・小（細）		硬・軟
	滑・濇		大・細（小）
	長（弦）・短		滑・濇
	有力・無力		弦
	硬・軟		緊・動
	緊・動・微		
	促・結・代		

　また脈診においては，深さだけでなく，左右の寸・関・尺に分けて診る。橈骨茎状突起を関とし，末梢手指側を寸，中枢肘側を尺とする。

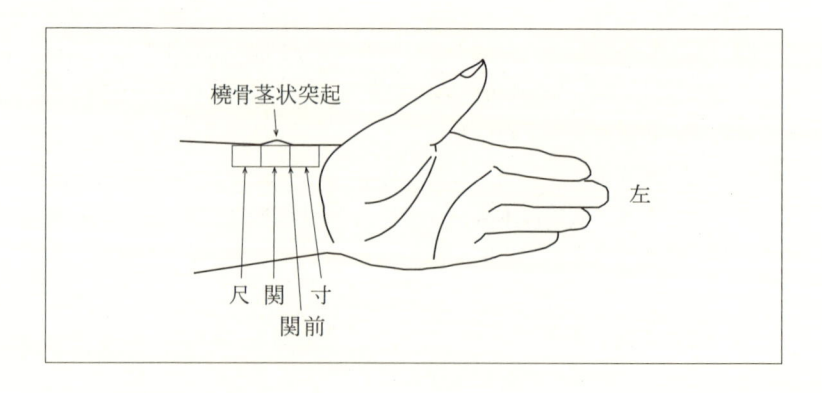

＊寸と関の間を関前（右気口，左人迎）とする。

脈診の実態

　脈診では術者の指頭に感じる脈を見てゆくが，具体的には指頭を脈の前後・左右・上下に動かして見てゆく。ときには指をほぼ水平に，ときには母指腹側でみることもある。

　ここでは，①脈壁の状態，②拍動（主に脈の垂直方向の動き），③脈中の内容物の順に見てゆき，脈診の実態を明らかにしてゆく。

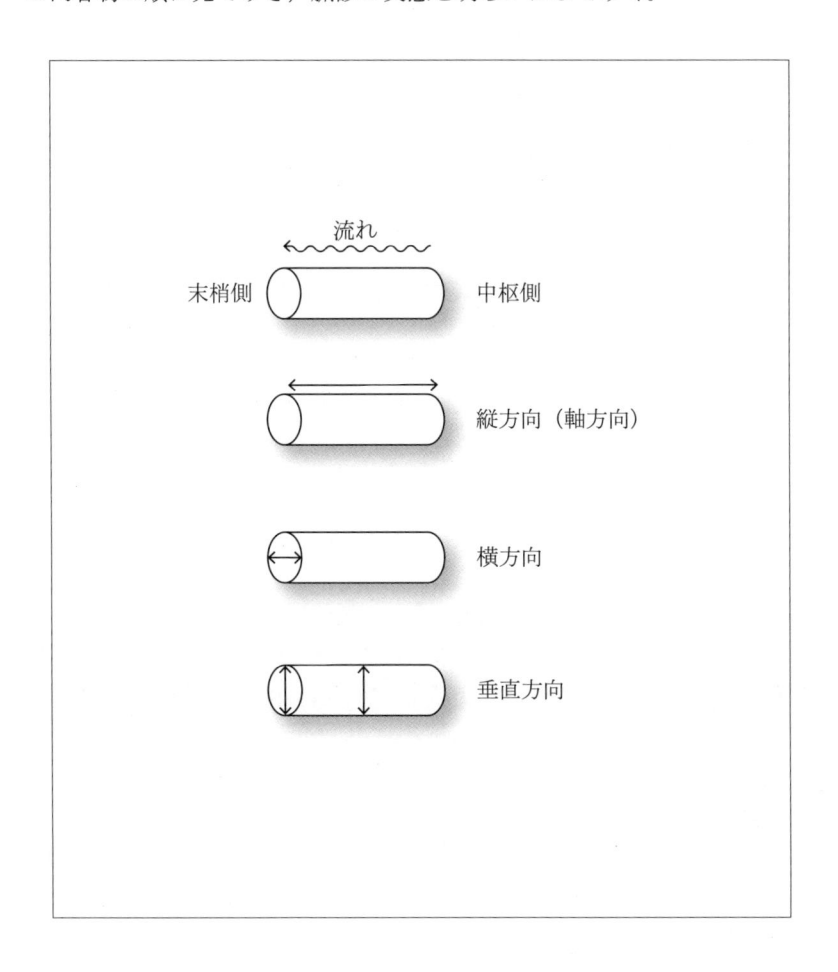

末梢側　　流れ　　中枢側

縦方向（軸方向）

横方向

垂直方向

（1）脈壁の状態
　　①脈壁の縦軸方向の緊張度
　　②脈壁の垂直方向の緊張度

①脈壁の縦軸方向の緊張度

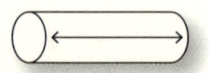

```
［胆の疏泄・収斂作用］
　　疏泄＞収斂：縦軸方向の緊張度（↓）
　　　　　　　　軟らかくなる
　　疏泄＜収斂：縦軸方向の緊張度（↑）
　　　　　　　　硬くなる。
　　　　　　　　ただし緊張度の程度により硬さは変わる
```

脈壁の縦軸方向の緊張度は，以下と関係する。
①胃気の有無・多少
②邪の大小（たとえば少陽病・瘧病）
③精神的，あるいは肉体的ストレスの大小
④肝腎陰虚の程度

緊張度↑……脈弦　　　緊張度↑↑……脈弦硬

　しかし，脈壁がやや緊張し，脈内の特に狭義の気が減少（あるいは湿阻気機）すると弦軟脈となり，脈壁が強く緊張し，脈中の内容が空虚であれば革脈（浮弦大硬，按無力）となる。

［動脈壁の西洋医学的構造］
　一般の動脈（大動脈や小動脈を除く），たとえば橈骨動脈の解剖は，内膜・中膜・外膜に分けられ，中膜に「輪走筋」が発達している。この輪走筋は「らせん状」の走向を示す。

[輪走筋の走向]

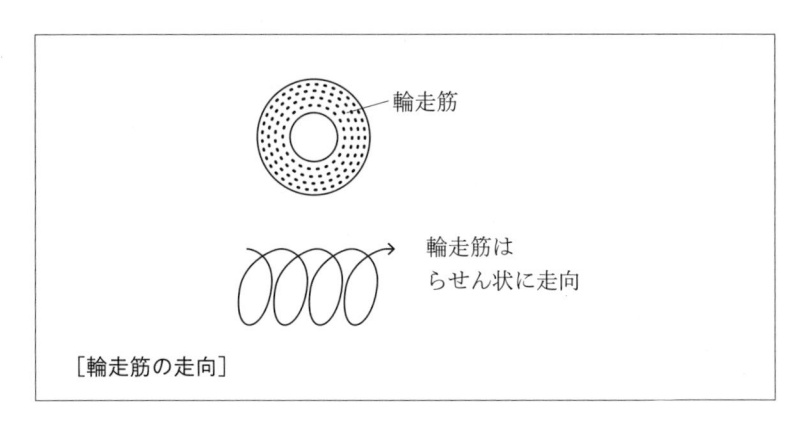

　内膜に少し，中膜には多くの「弾性板」が存在する。(『標準組織学各論』医学書院第3版)
　脈壁の縦軸方向への緊張と弛緩は，動脈壁の「らせん状」の構造によって可能となる。

②脈壁の垂直方向の緊張度

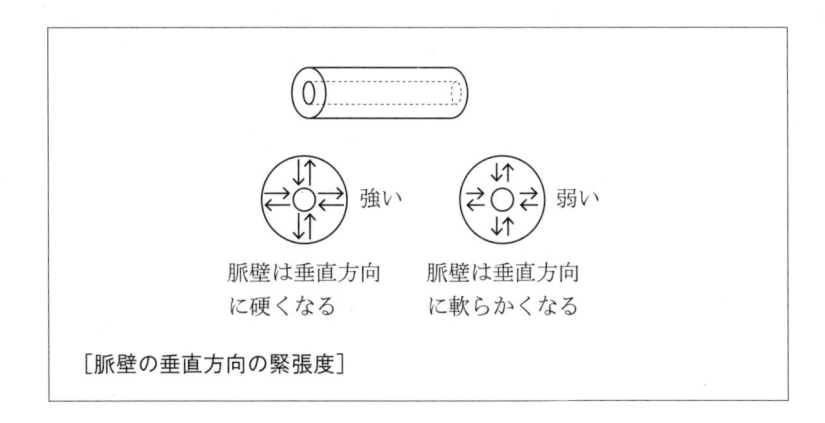

[脈壁の垂直方向の緊張度]

脈壁は垂直方向に硬くなる　強い
脈壁は垂直方向に軟らかくなる　弱い

脈壁の垂直方向の緊張度は，以下と関係する。
①胃気の有無，多少
②気の充実度
③邪の大小

17

④精神的あるいは肉体的ストレスの大小
緊張度（↑）……脈，緊

[動脈の神経支配（西洋医学）]
　動脈壁の緊張度や口径の変化に関与するのは，血管収縮神経や血管拡張神経といった自律神経系である。

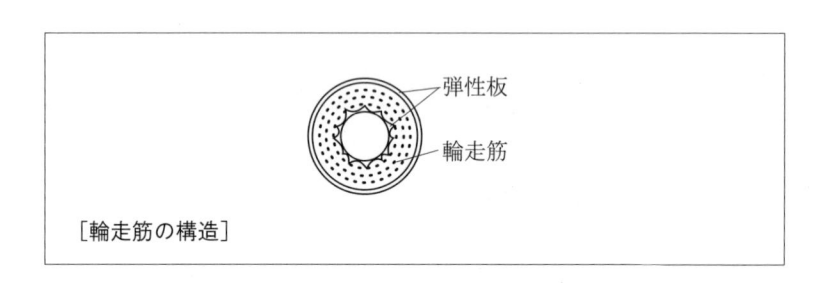

```
                弾性板
                輪走筋

     [輪走筋の構造]
```

[胆の疏泄・収斂についての補足]
　人体は複雑な機能が多く寄り集まって一つとなっており，ある部分においての推進・促進・興奮は，他の部分においては抑制的に，逆にある部分においての抑制は他の部分においては促進的となる。
　したがって，胆疏・胆斂もその働きの結果は，必ずしも文字どおりとはならず，逆になることもある。

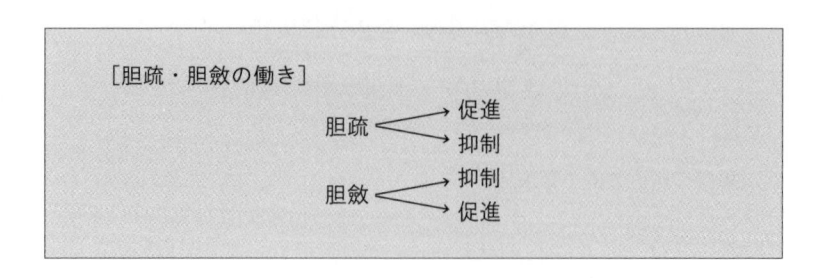

```
 [胆疏・胆斂の働き]

   胆疏 ─→ 促進
        ─→ 抑制

   胆斂 ─→ 抑制
        ─→ 促進
```

（2）拍動

　西洋医学では，心室駆出期に血流が拍出されることにより内圧が上昇し

動脈は押し広げられ，拡張期には動脈みずからの弾性で復元するとともに内圧は低下するとされる。この動脈壁の伸展と復元は，「波動」として末梢へ伝播する。これを「脈波」といい，浅在性の動脈に触れて感じる波動を「脈拍」とよぶ。

　脈波伝播速度：5～9m／秒（ほぼ心臓の拍動と同調している）
　血流速度：50cm／秒（大きい動脈）（毛細血管は0.1cm／秒）

［脈の拍動は血を推進する］
・胆の収斂作用
　　　　→心収縮→血の送り出し→脈の拡張
・胆の疏泄作用
　　　　→心拡張→脈の収縮→血の送り出し
・心気の推動作用
　　　　→血の還流
・肝気の行血作用
　　　　→血の還流

　拍動の強さは，気の充実度，邪の大小，精神的あるいは肉体的ストレスの大小，脈壁の硬さなどと関係する。

（3）脈中の内容物

　脈中の内容物には，①狭義の気（無形），②狭義の血（有形），③狭義の津（有形）の3つがある。
①無形の狭義の気は，脈の拍動・血の推進（流れる）・温煦作用（温かく）を行っている。
②③有形の狭義の血や狭義の津は，脈中を実質的に満たすものである。血液の粘度も脈に関係している。粘度が低いと滑脈，粘度が高いと濇脈を呈することが多い。

［参考］血液の粘度の要因
①赤血球の量あるいはヘマトクリット（Ht）（Ht 50％以上で指数関数的増加）

②血漿の粘度：血漿蛋白質の種類と濃度に依存
③赤血球の変形現象
④赤血球の集合現象
　（前田信治：血液のレオロジーと生理機能．日本生理学会誌，Vol.66 No.7,8,9,10，2004）

［軽按・重按の意義］

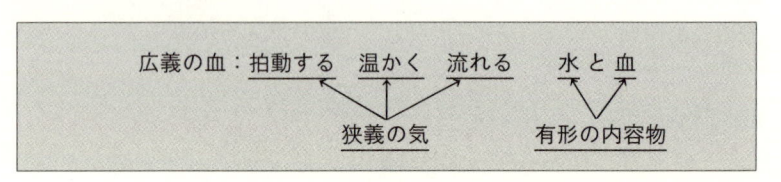

```
広義の血：拍動する　温かく　流れる　　水と血
　　　　　　　　　　　↑　　↑　　　　↑　↑
　　　　　　　　　　　狭義の気　　　　有形の内容物
```

　①脈を軽按すると，有形の内容物と狭義の気の指頭に向かってくる立ち上がりと，指頭から去って下降する動きを感じる。
　②重按すると，狭義の気の立ち上がりと下降の動きをほとんどなくして，主として有形の内容物を指頭にとらえることができる。その左右の幅が小さいと脈は「細」である。
軽按：↑　指頭に向かってくる狭義の気の立ち上がり
　　　↓　指頭から去ってゆく狭義の気の下降
重按：狭義の気の上下への動きをほとんどなくしてゆき，そのため主として有形の内容物（津・血）の存在を感知する。ただし，有形の内容物および狭義の気のどちらも多いと，狭義の気を押し殺すことはむずかしい。

二十九脈

> 二十九脈（丸数字は基本脈）：
> ①浮 ②沈 ③遅 ④数 5虚 6実 ⑦滑 ⑧濇（渋）9弦
> 10濡 11洪 12微 ⑬細 14弱 ⑮大 16散 17緊 18芤
> 19革 20牢 21疾 22動 23伏 24緩 25促 26結 27代
> ㉘長 ㉙短
>
> 基本脈（14種）：
> 1．浮――沈 2．数――遅 3．大――小（細） 4．滑――渋
> 5．長――短 6．有力――無力 7．硬――軟
>
> 基本脈で表記できない脈：
> 弦（長の代表）・促・結・代・動・緊・微

脈は29種に分類される。
そのなかで基本となる相対立する脈がある（10種）。

二十九脈の中から10種。
 1．浮―沈 2．数―遅 3．大―細（小） 4．滑―濇 5．長―短
二十九脈以外に4種
 6．有力―無力 7．硬―軟
を加え14脈を基本の脈とすると，二十九脈中のほとんどの複合脈を表記できる。たとえば虚脈は浮大軟按無力，弱脈は沈細無力などである。

ただし，基本脈で表記できない脈もある。弦・緊・動・微・促・結・代である。

［参考］弦脈は長脈の一種であり，臨床上，長脈を呈する脈のほとんどは弦脈である。

$$\text{弦} \fallingdotseq \text{長}$$

［複合脈］
　虚　浮大軟　按無力
　芤　浮大軟　按中空，ただし両辺触知（葱の如し）
　実　軽按重按とも有力
　革　浮弦大硬　按無力
　牢　沈弦硬有力
　緩　（浮）軟　按無力
　濡　浮細軟　按無力
　弱　沈細　按無力
　洪　滑（ただし来盛去衰）
　散　浮微　按無根而乱

［複合脈以外の脈］
　疾：数より速い
　伏：沈より沈んでいる
　結，代，促

経方的脈診

脈の浮沈（実証）

　一般に，表証で脈浮，裏証で脈沈を呈す。より厳密にいうと，膈より上の臓や外殻に病理の主体が存在するときに脈浮を，膈以下の臓腑に病理の主体が存在するときに脈沈を呈す。

　たとえば結胸証において，その病理の原因が胸にあり，またその病理の主体も胸が中心となるものは，「脈浮」の小結胸（小陥胸湯）証に，病理の原因が胸にあっても，その病理の主体が「心下至少腹硬満而痛」というように，心下から少腹（膈以下）に存在する大結胸（大陥胸湯）証であれば「脈沈」を呈す。

　また，白虎湯証で「脈浮滑」（176条）のものは，病理の原因は陽明胃（裏）にあり，その病理の主体は外殻（表）に存在する。

　以上に示すとおり，病理の主体（原因ではなく）が，膈上あるいは外殻に存在するか，膈下に存在するかによって，脈の浮沈は決定される。

［脈の浮沈（実証）を生じるメカニズム（仮説）］

　胆－膈に膈上・外殻，あるいは膈下のいずれかに，脈中の血・脈外の気をより多く分配供給するための「スイッチ」がある可能性について考察する。

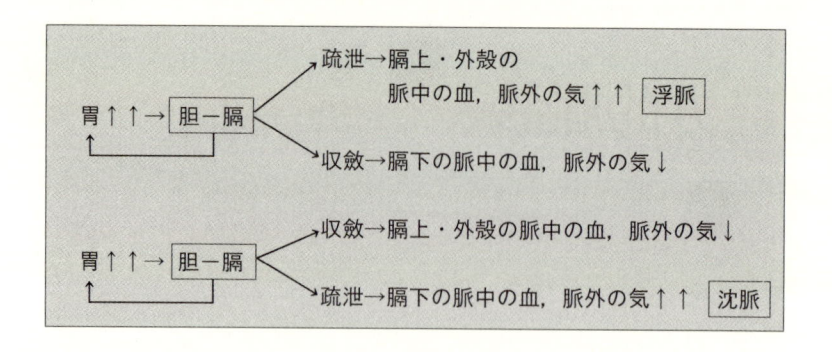

```
                    ┌→疏泄→膈上・外殻の
                    │    脈中の血，脈外の気↑↑  浮脈
胃↑↑→ 胆―膈 ─┤
        ↑           └→収斂→膈下の脈中の血，脈外の気↓
        └──────┘


                    ┌→収斂→膈上・外殻の脈中の血，脈外の気↓
胃↑↑→ 胆―膈 ─┤
        ↑           └→疏泄→膈下の脈中の血，脈外の気↑↑  沈脈
        └──────┘
```

[脈浮（実証）]

　西洋医学では，運動時の心拍出量・肺循環・心筋（冠動脈）の血液量は，安静時の約5倍に，骨格筋は20～25倍になるとされる。

　一方，肝・消化器系・腎・骨・生殖器等は安静時とほとんど変わらず，相対的に低下しているといえる。

　したがって，漢方的には膈より上の臓（心肺）〈5倍〉と外殻の肉〈20～25倍〉において，脈中の血と脈外の気が増加すると考えられる。当然，皮気・肌気も増加する。

　逆に膈下の臓腑においては，脈中の血・脈外の気は相対的に減少する。

　運動時，胃気が鼓舞され，胃気は次のように注ぐ。

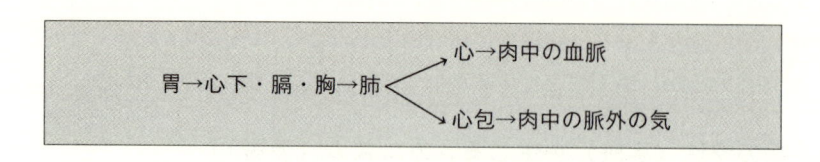

```
                              ┌→心→肉中の血脈
胃→心下・膈・胸→肺 ─┤
                              └→心包→肉中の脈外の気
```

　一方，同じく脈中の血・脈外の気は，膈より下の臓腑においては相対的に減少する。

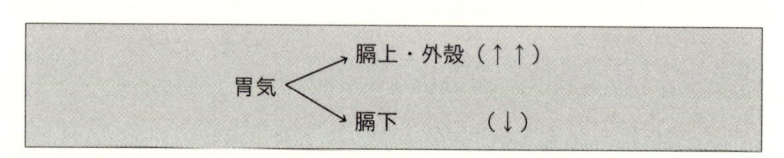

```
            ┌→膈上・外殻（↑↑）
胃気 ─┤
            └→膈下      （↓）
```

この現象をみると，膈を境に，膈上の臓・外殻の肉においては脈中の血・脈外の気が増加し，膈下の臓腑ではむしろ低下することより，この膈上・膈下に，脈中の血・脈外の気を振り分ける機構が想定される。

胆は疏泄・収斂を行っており，その作用は全身の臓腑器官・組織に及ぶ。

この胆の作用は，同時的に全身に及ぶのではなく，各臓腑器官・組織に対して個別に影響を与えている。

これらより，運動時，胃気は鼓舞され，胆の疏泄作用により膈上の臓（心肺）と外殻（肉）には，多くの脈中の血・脈外の気が注がれ，一方，膈下の臓腑に対しては胆の収斂作用が働き，脈中の血・脈外の気を相対的に低下させている。

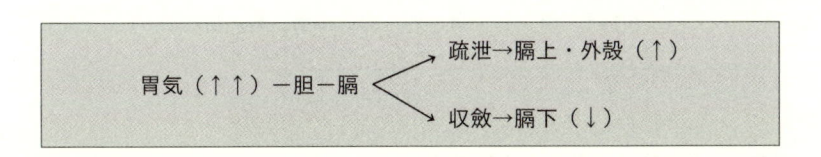

```
                          → 疏泄 → 膈上・外殻（↑）
    胃気（↑↑）－胆－膈 <
                          → 収斂 → 膈下（↓）
```

以上より，胆－膈に，膈上・外殻と膈下に，脈中の血・脈外の気を振り分ける「スイッチ」があると考える。

邪正闘争時の発熱も運動時と同様の機序が発現する。

［脈沈（実証）］

脈浮とは逆に，鼓舞された胃気が胆－膈のスイッチにより，膈上・外殻には胆の収斂作用が，膈下の臓腑には胆の疏泄作用が働き，膈下の臓腑に脈中の血・脈外の気が多く注ぎこみ，脈は沈有力となる。

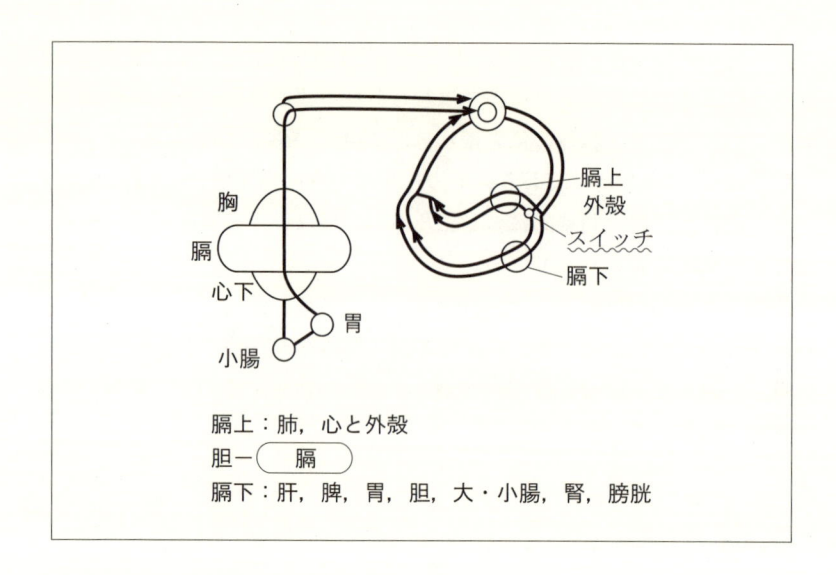

```
                    胸
              膈
                    心下
                         胃                膈上
                    小腸                   外殻
                                          スイッチ
                                          膈下

     膈上：肺，心と外殻
     胆 −（ 膈 ）
     膈下：肝，脾，胃，胆，大・小腸，腎，膀胱
```

[参考] 安静時と運動時の血流配分

安静時	運動時
心拍出量	5倍
（肺循環）	5倍
心（冠循環）	5倍
骨格筋	20〜25倍
肝・消化管	↓
腎	↓
脳	→

（『標準生理学』第7版　医学書院）

脈の浮沈（虚証）

浮虚，沈弱
- 気虚：陽気は減少しているが温煦作用は残存。
- 陽虚：陽気は減少あるいは質的劣化があり，温煦作用を十分に発揮できない。

　気虚・陽虚ともに，全体的には少ない陽気を胆－膈のスイッチにより，
1）主として外殻に供給する。
　　浮虚……気虚，格陽の陽虚
2）主として裏に供給する。
　　沈細無力………気虚
　　沈細微無力……陽虚

脈の遅数

　肺から心包へ宣散される気の量によって，脈の遅数は決定される。（『経方医学』1巻参照）
　一般的には，熱証で脈数，寒証で脈遅を呈することが多いが，例外もある。

（1）脈遅の陽明病

　『傷寒論』208条「陽明病, 脈遅, 雖汗出不悪寒者, 其身必重, 短気, 腹満而喘, 有潮熱者, 此外欲解, 可攻裏也。手足漐然汗出者, 此大便已鞕也, 大承気湯主之。若汗多, 微発熱悪寒者, 外未解也, 其熱不潮, 未可与承気湯。若腹大満不通者, 可与小承気湯, 微和胃気, 勿令致大泄下」

　胃熱による過剰な胃気上昇により，肺の宣散能力を超過し，心包へ流入する気が減少する。そのため，脈遅となる。（『経方医学』1巻参照）

（2）脈数の少陰病

『傷寒論』285条「少陰病, 脈細沈数, 病為在裏, 不可発汗」

不足し, 質的にも劣化した陽気を, 最低限の身体機能維持のため脈中・脈外に集中して供給する。そのため, 脈細沈数となる。(『経方医学』1巻参照)

（3）腸癰　膿未成　大黄牡丹湯の脈遅

『金匱要略』瘡癰腸癰浸淫病脈証并治第十八4
「腸癰者, 少腹腫痞, 按之即痛如淋, 小便自調, 時時発熱, 自汗出, 復悪寒。其脈遅緊者, 膿未成, 可下之, 当有血。脈洪数者, 膿已成, 不可下也。大黄牡丹湯主之」

腸癰のため膈下に気が多く供給され, 膈上の気が減少し, 肺から心包へと流入する気も減少する。そのため, 脈遅を呈する。この際も膈のスイッチが気の分配供給を調節していると考えられる。

その他の基本脈について

広義の血＝狭義の気＋狭義の津＋狭義の血
　　　　＝温かく, 拍動しつつ　流れる　水と血

言い換えると, 広義の血中には, 狭義の気（無形）と狭義の津, 狭義の血（有形）のみが存在する。したがって, 一部の脈は, これら三者の相対的関係のなかで成立している。

滑脈：①血中の津が他の二者に比し相対的多い。
　　　　または,
　　　　②拍動の上下動のスピードが速い。

濇脈：①血中の津が他の二者に比し相対的少ない。
　　　　または，
　　　　②拍動の上下動のスピードが遅い。

　脈の一部は，脈中の内容物（気・血・津）と，脈壁の緊張度（垂直・水平方向）によって決定される。

大脈：実　血中の気・血・津が多い。
　　　虚　血中の気・血・津のすべて，あるいはどれか一者，二者が減少する。また気の統摂，営陰内守により，脈壁の緊張が保たれているが，これらの作用が減少し，脈壁の特に垂直方向の緊張が弱くなり，脈は拡張する。
細脈：虚　血中の気・血・津のすべて，あるいは一者，二者が減少して生じる。
　　　実　血中の気・血・津ともに減少していないが，脈壁の緊張が極度に強いと，脈壁を強く締めつけ，細くなる。
硬・軟　　脈壁の垂直および水平方向の緊張度の大小による。
有力・無力　脈中の気・血・津の充実度の大小による。
長・短については後述する。

傷寒・金匱の脈証

　ここでは，『傷寒論』『金匱要略』の以下の条文から，浮・沈・遅・数・虚・実・滑・濇（渋）・弦・濡・洪・微・細（小）・弱・大・散・緊・芤・革・牢・疾・動・伏・緩・促・結・代・長・短・急の脈証を抽出する。

『傷寒論』
辨太陽病脈証并治上第五／辨太陽病脈証并治中第六／辨太陽病脈証并治下第七／辨陽明病脈証并治第八／辨少陽病脈証并治第九／辨太陰病脈証并治第十／辨少陰病脈証并治第十一／辨厥陰病脈証并治第十二／辨霍乱病脈証并治第十三／辨陰陽易差後労復病脈証并治第十四

『金匱要略』
臓腑経絡先後病脈証第一／痙湿暍病脈証治第二／百合狐惑陰陽毒病証治第三／瘧病脈証并治第四／中風歴節病脈証并治第五／血痺虚労病脈証并治第六／肺痿肺癰咳嗽上気病脈証治第七／奔豚気病脈証治第八／胸痺心痛短気病脈証治第九／腹満寒疝宿食病脈証治第十／五臓風寒積聚病脈証并治第十一／痰飲咳嗽病脈証并治第十二／消渇小便利淋病脈証并治第十三／水気病脈証并治第十四／黄疸病脈証并治第十五／驚悸吐衄下血胸満瘀血病脈証治第十六／嘔吐噦下利病脈証治第十七／瘡癰腸癰浸淫病脈証并治第十八／趺蹶手指臂腫転筋陰狐疝蛔虫病脈証治第十九／婦人妊娠病脈証并治第二十／婦人産後病脈証治第二十一／婦人雑病脈証并治第二十二

1 浮

皮膚より盛り上がってふれる。（脈に対して直角の方向に指頭を水平に当てるとわかりやすい）

臓腑経絡先後病脈証第一9　浮者在前，其病在表，浮者在後，其病在裏

○浮
　表証
　　太陽病51　病在表　宜麻黄湯
　　太陽病116　宜以汗解
　　太陽病170　傷寒　其表不解
　太陽
　　太陽病1　太陽之為病
　　太陽病45　太陽病，先発汗不解，而復下之　不愈　宜桂枝湯
　傷寒
　　太陽病29　傷寒（胃熱・胃陰不足による裏証の脈浮）（『経方医学』1 217～226頁）
　　太陽病112　傷寒
　　太陽病113　傷寒　解之当汗出愈
　　太陽病170　傷寒　不可与白虎湯
　陽明病235　陽明病　宜麻黄湯
　太陰病276　太陰病　宜桂枝湯
　太陽病140　太陽病，下之　結胸
　太陽病71　消渇小便利淋病脈証并治第十三4　五苓散主之（心下有水，胃中乾兼表証）
　陽明病223　消渇小便利淋病脈証并治第十三13　猪苓湯主之（膀胱湿熱陰虚）
　痙湿暍病脈証治第二23　風湿　防已黄耆湯主之
　風水
　　水気病脈証并治第十四1　風水其脈自浮

　　　　　　　　　　　　　　　　　　　　　　　傷寒・金匱の脈証

　　水気病脈証并治第十四22　風水　防已黄耆湯主之
　　水気病脈証并治第十四33　「外台」防已黄耆湯　治風水
　　水気病脈証并治第十四23　風水　越婢湯主之
　水気病脈証并治第十四1　皮水
　水気病脈証并治第十四26　風　宜杏子湯
　肺痿肺癰咳嗽上気病脈証并治第七8　咳（上気）　厚朴麻黄湯主之
　肺痿肺癰咳嗽上気病脈証并治第七14　肺脹　心下有水　小青竜湯加石
　　膏湯主之
　陽明病227　衄
　金匱要略黄疸病脈証并治第十五16　諸病黄家　宜桂枝加黄耆湯主之
　血痺虚労病脈証并治第六4　裏虚
　五臓風寒積聚病脈証并治第十一9　心中寒者　自吐及愈
　太陽病115　実

○但浮
　　太陽病37　与麻黄湯
　　陽明病201　陽明病　必盗汗出
　　陽明病232　与麻黄湯

○陰陽倶浮
　　太陽病6　風温

○関上浮
　　太陽病154　心下痞　大黄黄連瀉心湯主之

○寸脈浮，関脈沈
　　太陽病128　結胸

○寸脈浮，関脈小細沈緊
　　太陽病129　臓結

33

○尺脈浮
　　驚悸吐衄下血胸満瘀血病脈証并治第十六2　　衄未止
　　黄疸病脈証并治第十五2　　傷腎

○浮緊
　　表証（鬱熱↑）
　　太陽病16　不可与之（桂枝）
　　太陽病38　太陽中風　大青竜湯主之
　　太陽病46　麻黄湯主之
　　太陽病55　傷寒　麻黄湯主之
　　太陽病47　太陽病　白衄者愈
　　太陽病50　宜以汗解

○浮而緊
　　太陽病151
　　陽明病189　陽明中風
　　陽明病201　陽明病　必潮熱発作有時
　　陽明病221　陽明病
　　太陽病108　肝乗脾
　　水気病脈証并治第十四4　　風水
　　中風歴節病脈証并治第五2　　緊則為寒，浮則為虚　浮者血虚，絡脈空虚

○浮大
　　太陽病132　結胸　不可下
　　肺痿肺癰咳嗽上気病脈証并治第七3　　上気　不治
　　肺痿肺癰咳嗽上気病脈証并治第七13　　肺脹　越婢加半夏湯主之
　　痰病脈証并治第四1　　痰　可吐
　　血痺虚労病脈証并治第六6　　労

○浮大，上関上
　　少陽病268　三陽合病

34

○浮而大
　　太陽病30　浮為風，大為虚

○寸口浮而大，按之反濇，尺中亦微而濇
　　腹満寒疝宿食病脈証治第十24　宿食，大承気湯主之

○浮而動数
　　太陽病134　浮則為風，数則為熱，動則為痛，数則為虚。

○浮細
　　太陽病37　与小柴胡湯（少陽病）

○浮而細滑
　　痰飲咳嗽病脈証并治第十二19　傷陰

○浮弱
　　太陽病42　太陽病　　宜桂枝湯
　　黄疸病脈証并治第十五7　黒疸

○浮弱，手按之絶
　　驚悸吐衄下血胸満瘀血病脈証并治第十六5　下血

○浮弱而濇
　　血痹虚労病脈証并治第六7　清気清冷（無子）

○浮緩
　　太陽病39　傷寒（湿熱）　大青竜湯発之

○浮而緩
　　陽明病187　太陰者，身当発黄
　　太陰病278　太陰当発身黄

黄疸病脈証并治第十五 1　浮則為風，緩則為痺，痺非中風。四肢苦煩，脾色必黄，瘀熱以行。

○浮数
　　表証
　　　太陽病57　可更発汗，宜桂枝湯
　　　太陽病49　法当汗出而愈
　　　太陽病72　五苓散主之（心下飲）
　　陽明病257　可下之
　　瘡癰腸癰浸淫病脈証并治第十八 1　癰

○浮而数
　　太陽病52　可発汗，宜麻黄湯
　　腹満寒疝宿食病脈証治第十 9　腹満，発熱　厚朴七物湯主之。

○寸脈反浮数，尺中自濇
　　厥陰病363　嘔吐噦下利病脈証治第十七32　下痢　必清膿血

○浮滑
　　太陽病138　小結胸　小陥胸湯主之
　　太陽病140　太陽病，下之　必下血
　　太陽病176　白虎湯主之（陽明胃熱）

○浮虚
　　陽明病240　陽明　宜桂枝湯

○浮虚而濇
　　太陽病174　痙湿暍病脈証治第二24　風湿相搏　桂枝附子湯主之

○浮而芤
　　陽明病246　浮為陽，芤為陰。浮芤相搏，胃気生熱，其陽則絶。

○浮而遅
　　陽明病225　表熱裏寒　四逆湯主之
　　消渇小便利淋病脈証并治第十三 2　浮即為虚，遅即為労，虚則衛気不
　　　足，労則榮気竭。
　　水気病脈証并治第十四 8　浮脈則熱，遅脈則潜，熱潜相搏，名曰沈

○遅浮弱
　　太陽病98　得病六七日，……医二三下之……与柴胡湯，後必下重。

○浮之堅，按之乱如転丸
　　五臟風寒積聚病脈証并治第十一17　腎死臟

○浮而洪
　　水気病脈証并治第十四 2　浮則為風，洪則為気。風気相搏，風強則為
　　　陰疹　気強則為水

○弦浮大
　　陽明病231　陽明中風

○浮微而濇
　　瘡癰腸癰浸淫病脈証并治第十八 5　亡血

○微浮
　　厥陰病327　厥陰中風　欲愈

○寸脈微浮
　　太陽病166　胸有寒　宜瓜蒂散

○陽浮而陰弱
　　太陽病12　太陽中風　陽浮者，熱自発。陰弱者，汗自出。　桂枝湯主之

○陽微陰浮
　　少陰病290　少陰中風　欲愈

○寸緩，関浮，尺弱
　　陽明病244　太陽病　但心下痞者，此以医下之也。

○浮之虚，按之弱如葱葉，下無根
　　五臓風寒積聚病脈証并治第十一3　肺死蔵

○浮之弱，按之如索不来，或曲如蛇行
　　五臓風寒積聚病脈証并治第十一6　肝死蔵

○浮之実，如麻豆，按之益躁疾
　　五臓風寒積聚病脈証并治第十一11　心死蔵

○浮之大堅，按之如覆杯，潔潔状如揺
　　五臓風寒積聚病脈証并治第十一14　脾死蔵

○浮之堅，按之乱如転丸，益下入尺中
　　五臓風寒積聚病脈証并治第十一17　腎死蔵

○少陰脈浮而弱
　　中風歴節病脈証并治第五10　弱則血不足，浮則為風，風血相搏

○趺陽脈浮而数
　　消渇小便利淋病脈証并治第十三2　消渇
　　水気病脈証并治第十四8　浮脈即熱，数脈即止，熱止相搏，名曰伏

○趺陽脈浮而滑
　　中風歴節病脈証并治第五9　滑則穀気実，浮則汗自出。

〇趺陽脈浮而濇
　　陽明病247　五臟風寒積聚病脈証并治第十一15　脾為約　麻子仁丸主之
　　嘔吐噦下利病脈証治第十七5　胃反

2　沈

筋・骨の少し上で触れる深さ。

　　太陽病148　脈沈　在裏
　　陽明病218　沈為在裏

〇沈
　　少陰病301　少陰病　麻黄細辛附子湯主之
　　少陰病305　少陰病　附子湯主之
　　少陰病323　少陰病　宜四逆湯
　　陽明病218　表虚裏実
　　肺痿肺癰咳嗽上気病脈証并治第七9　咳　沢漆湯主之
　　水気病脈証并治第十四5　裏水　越婢加朮湯主之
　　痰飲咳嗽病脈証并治第十二10　留飲
　　黄疸病脈証并治第十五9　発黄

〇諸沈
　　水気病脈証并治第十四11　有水

〇自沈
　　水気病脈証并治第十四1　石水
　　水気病脈証并治第十四28　黄汗　宜耆芍桂酒湯主之

〇反沈
　　太陽病92　当救其裏

○沈絶
　水気病脈証并治第十四12　有水

○沈微
　太陽病61　乾姜附子湯主之（陽虚）

○微細沈
　少陰病300　少陰病　死

○微而沈
　太陽病124　瘀熱在裏　抵当湯主之（畜血）

○細沈数
　少陰病285　少陰病

○沈小遅
　血痺虚労病脈証并治第六13　脱気

○沈而細
　痙湿暍病脈証治第二3　痙

○沈而細（一作緩）
　痙湿暍病脈証治第二15　湿痺

○沈小
　水気病脈証并治第十四26　水之為病（属少陰）　宜麻黄附子湯

○沈而弱
　中風歴節病脈証并治第五8　歴節（肝腎不足）

○沈遅

40

太陽病62　発汗後，身疼痛　　桂枝加芍薬生姜各一両人参三両新加湯
　　主之
　水気病脈証并治第十四1　　正水　黄汗

〇反沈遅
　痙湿暍病脈証治第二12　痙，栝楼桂枝湯主之。

〇沈而遅
　厥陰病366　嘔吐噦逆下利病脈証并治第十七34　其面戴陽，下虚故也。
　厥陰病357　麻黄升麻湯主之
　水気病脈証并治第十四20　沈則為水，遅則為寒，寒水相搏

〇寸脈沈，尺脈微
　痰飲咳嗽病脈証并治第十二37　与茯苓桂枝五味甘草湯　治其気衝

〇沈緊
　太陽病67　（心下有飲）茯苓桂枝白朮甘草湯主之
　痰飲咳嗽病脈証并治第十二24　膈間支飲　木防已湯主之
　太陽病140　太陽病　下之　必欲嘔
　少陽病266　少陽　与小柴胡湯
　太陽148　脈雖沈緊　不得為少陰病　可与小柴胡湯

〇沈而緊
　水気病脈証并治第十四21　沈為水，緊為寒
　太陽病135　（大）結胸　大陥胸湯主之。

〇寸脈浮，関脈沈
　太陽病128　結胸

〇寸脈浮，関脈小細沈緊
　太陽病129　臓結

41

○寸口脈沈而遅，関上小緊数
　　胸痺心痛短気病脈証并治第九3　　胸痺　栝楼薤白白酒湯主之

○沈弦
　　黄疸病脈証并治第十五5　　酒黄疸　先下之
　　驚悸吐衄下血胸満瘀血病脈証并治第十六5　　病人面無血色，無寒熱　衄
　　厥陰病365　嘔吐噦逆下利病脈証并治第十七25　　下痢　下重
　　腹満寒疝宿食病脈証治第十17　　寒疝　大烏頭煎主之

○沈，若弦
　　趺蹶手指臂腫転筋陰狐疝蚘虫病脈証治第十九5　　腹中痛（反洪大，故
　　有蚘虫）

○虚沈弦
　　血痺虚労病脈証并治第六5　　労

○沈而弦
　　痰飲咳嗽病脈証并治第十二21　　懸飲内痛

○沈滑
　　水気病脈証并治第十四3　　（中有水気）風水
　　太陽病140　太陽病，下之　協熱利

○沈大而滑
　　臓腑経絡先後病脈証第一11　　卒厥

○沈実（一作緊）
　　辨陰陽易差後労復病脈証并治394　　傷寒差以後更発熱　以下解之

○沈結
　　太陽病125　太陽病，身黄，少腹鞕　小便自利，其人如狂者，血証諦也，

42

抵当湯主之。

○少陰脈　緊而沈
　　水気病脈証并治第十四10　緊則為痛，沈則為水

・上衝：寸沈尺（沈）微……水気を伴うもの
　　　　水気がなければ寸浮尺沈もあり
・協熱（下）利：裏に寒があり，それに表熱を伴って引き起こされる泄瀉
　　　　である。
　　　　感受した寒邪が除かれないうちに誤下し脾胃を損じて発症する。
・卒厥：「7　滑」を参照。

3　遅

脈拍60／分以下。

○遅
　　太陽病143　婦人雑病脈証并治第二十二3　熱入血室　当刺期門
　　陽明病195　黄疸病脈証并治第十五3　陽明病　欲作穀疸
　　陽明病208　陽明病　大承気湯主之（胃熱）
　　陽明病234　陽明病　宜桂枝湯（風邪在肌衛）
　　厥陰病333　寒

○尺中遅
　　太陽病50　榮気不足

○沈遅
　　太陽病62　発汗後，身疼痛　桂枝加芍薬生姜各一両人参三両新加湯主
　　　　之（気陰不足　絡不通）
　　水気病脈証并治第十四1　正水　黄汗

○反沈遅
　　痙湿暍病脈証第二12　痙　栝楼桂枝湯主之

○沈而遅
　　厥陰病366　嘔吐噦下利病脈証治第十七34　其面戴陽，下虚故也。
　　水気病脈証并治第十四20　沈則為水，遅則為寒，寒水相搏
　　厥陰病357　麻黄升麻湯主之

○寸口脈沈而遅，関上小緊数
　　胸痺心痛短気病脈証治第九3　胸痺　栝楼薤白白酒湯主之

○沈小遅
　　血痺虚労病脈証并治第六13　脱気

○浮而遅
　　消渇小便利淋病脈証并治第十三2　浮即為虚，遅即為労，虚則衛気不
　　　足，労則榮気竭。
　　陽明病225　表熱裏寒　四逆湯主之
　　水気病脈証并治第十四8　浮脈則熱，遅脈則潜，熱潜相搏，名曰沈

○弦遅
　　少陰病324　少陰病　胸中（寒）実
　　瘧病脈証并治第四1　瘧　多寒

○遅緊
　　瘡癰腸癰浸淫病脈証并治第十八4　腸癰　膿未成　大黄牡丹湯主之

○緊大而遅
　　腹満寒疝宿食病脈証治第十20　心下堅

○弦細芤遅

痙湿暍病脈証第二26　太陽中暍

○極虚芤遅
　　血痺虚労病脈証并治第六8　失精家　為清穀亡血失精

○遅而緩
　　中風歷節病脈証并治第五4　遅則為寒，緩則為虚。榮緩則為亡血，衛緩則為中風。

○遅而滑
　　嘔吐噦下利病脈証治第十七38　下利　実也　急下之，宜大承気湯。

○遅而濇
　　水気病脈証并治第十四30　遅則為寒，濇為血不足。

○動数變遅
　　太陽病134　（太陽病，脈浮而動数，表未解也。医反下之）結胸，大陷胸湯主之。

○微大来遅
　　驚悸吐衄下血胸満瘀血病脈証并治第十六10　瘀血

○遅浮弱
　　太陽病98　得病六七日……医二三下之……与柴胡湯，後必下重。

○趺陽脈　微而遅
　　水気病脈証并治第十四30　微則為気，遅則為寒，寒気不足

═══════════════════════════════════════

4　数

脈拍90～100／分以上。

○数
　　太陽病122　嘔吐噦逆下利病脈証并治第十七3　肺痿肺癰咳嗽上気病脈証并治第七2　熱
　　厥陰病332　熱気有余，必発癰膿
　　厥陰病361　嘔吐噦逆下利病脈証并治第十七28　下利　有微熱汗出，今自愈
　　厥陰病367　嘔吐噦逆下利病脈証并治第十七29　下利　渇者，今自愈。
　　百合狐惑陰陽毒病脈証治第三13　膿已成也，赤小豆当帰散主之。
　　肺痿肺癰咳嗽上気病脈証并治第七12　肺癰，桔梗湯主之。
　　肺痿肺癰咳嗽上気病脈証并治第七19　「外台」桔梗白散　肺癰
　　肺痿肺癰咳嗽上気病脈証并治第七1　肺痿
　　瘡癰腸癰浸淫病脈証并治第十八3　腸癰　薏苡附子敗醬散主之。
　　驚悸吐衄下血胸満瘀血病脈証并治第十六6　夫吐血，咳逆上気，其脈数而有熱，不得臥者死。
　　太陽病122　嘔吐噦逆下利病脈証并治第十七3　客熱，不能消穀，胃中虚冷故也。

○浮数
　　表証
　　　　太陽病49　法当汗出而愈（表証）
　　　　太陽病57　可更発汗，宜桂枝湯（表証）
　　　　太陽病72　五苓散主之（表証，心下飲）
　　陽明病257　可下之
　　瘡癰腸癰浸淫病脈証并治第八1　癰

○浮而数
　　腹満寒疝宿食病脈証治第十9　腹満，発熱　厚朴七物湯主之。
　　太陽病52　可発汗　宜麻黄湯。

○浮而動数
　　太陽病134　浮則為風，数則為熱，動則為痛，数則為虚。

46

○寸脈反浮数，尺中自渋
　　厥陰病363　嘔吐噦下利病脈証治第十七32　下痢　必清膿血

○数不解
　　陽明病257　瘀血，宜抵当湯。
　　陽明病258　下不止，必協熱便膿血也。

○数急
　　太陽病4　為伝也（脈若静者，為不伝）

○反滑数
　　肺痿肺癰咳嗽上気病脈証并治第七1　肺癰

○滑而数
　　陽明病256　宿食　宜大承気湯。

○数而滑
　　腹満寒疝宿食病脈証治第十25　宿食　宜大承気湯。

○数実
　　肺痿肺癰咳嗽上気病脈証并治第七1　肺癰

○実大数
　　痰飲咳嗽病脈証并治第十二35　久咳数歳　死

○洪数
　　瘡癰腸癰浸淫病脈証并治第十八4　腸癰　膿已成

○弦数
　　瘧病脈証并治第四1　瘧　多熱　風発也
　　痰飲咳嗽病脈証并治第十二20　寒飲

47

○数弦
　　腹満寒疝宿食病脈証治第十20　当下其寒

○数而緊，乃弦
　　腹満寒疝宿食病脈証治阿第十20　寒疝

○寸口脈沈而遅，関上小緊数
　　胸痺心痛短気病脈証并治第九3　胸痺　栝楼薤白白酒湯主之

○数虚
　　肺痿肺癰咳嗽上気病脈証并治第七1　肺痿

○微数
　　百合狐惑陰陽毒病証治第五1　百合病
　　太陽病116　慎不可灸

○微而数
　　肺痿肺癰咳嗽上気病脈証并治第七2　肺癰
　　中風歴節病脈証并治第五1　中風
　　嘔吐噦下利病脈証并治第十七4　微則無気，無気則営虚，営虚則血不足，血不足則胸中冷。

○微弱数
　　厥陰病365　嘔吐噦逆下利病脈証并治第十七25　下利　為欲自止

○細数
　　太陽病140　太陽病，下之　頭痛未止
　　太陽病178　脈来動而中止，更来小数，中有還者反動，名曰結，陰也。

○関上脈細数
　　太陽病120　以医吐之過也

傷寒・金匱の脈証

○細沈数
　　少陰病285　少陰病

○少陰脈滑而数
　　婦人雑病脈証并治第二十二21　陰中即生瘡（下焦湿熱）

○趺陽脈　数
　　消渇小便利淋病脈証并治第十三8　胃中有熱

○趺陽脈　当伏，今反数
　　水気病脈証并治第十四7　本自有熱

○趺陽脈　緊而数
　　黄疸病脈証并治第十五2　数則為熱，熱則消穀，緊則為寒，食即為満。

○趺陽脈　浮而数
　　消渇小便利淋病脈証并治第十三2　消渇
　　水気病脈証并治第十四8　浮脈即熱，数脈即止，熱止相搏，名曰伏。

5　虚

浮大軟，按無力。

○虚
　　厥陰病347　復厥者，不可下，此亡血，下之死。
　　痰飲咳嗽病脈証并治第十二35　久咳　必苦冒，其人本有支飲在胸中故也

○浮虚而濇
　　太陽病174　痙湿暍病脈証治第二24　風湿相搏　桂枝附子湯主之。（若大便堅，小便自利者，去桂加白朮湯主之。）

49

○浮虚
　陽明病240　陽明　宜桂枝湯。

○極虚
　血痹虚労病脈証并治第六3　虚労

○虚沈弦
　血痹虚労病脈証并治第六5　（虚）労

○数虚
　肺痿肺癰咳嗽上気病脈証并治第七1　肺痿

○虚弱細微
　血痹虚労病脈証并治第六11　盗汗

○極虚芤遅
　血痹虚労病脈証并治第六8　失精家　為清穀亡血失精

○浮之虚，按之弱如葱葉，下無根者
　五臓風寒積聚病脈証并治第十一3　肺死蔵

虚を脈虚ではなく，軟弱無力の意味で使用することもある。

6　実

長大で軽按重按ともに有力。

○実
　陽明病240　宜下之，与大承気湯

○沈実（一作緊）

辨陰陽易差後労復病脈証并治394　傷寒差以後更発熱　以下解之

○数実
　肺痿肺癰咳嗽上気病脈証并治第七1　肺癰

○実大数
　痰飲咳嗽病脈証并治第十二35　久咳数歳　死

○陽脈実
　陽明病245　因発其汗出多者, 亦為太過。

○反実
　厥陰病369　下利　死

○微実
　婦人産後病脈証治第二十一7　産後七八日　悪露不尽　宜大承気湯主之

○浮之実, 如麻豆, 按之益躁疾者
　五臓風寒積聚病脈証并治第十一11　心死臓

実脈ではなく「有力」の意味で使用することもある。

7　滑

指に対して垂直方向に, 立ち上りも速く, 引くのも速い。

○滑
　厥陰病350　白虎湯主之。

○反滑
　嘔吐噦下利病脈証并治第十七39　下利　宜大承気湯

51

○浮滑
　　太陽病138　小結胸病　小陷胸湯主之
　　太陽病176　白虎湯主之。（陽明胃熱）
　　太陽病140　太陽病，下之　必下血。

○浮而細滑
　　痰飲咳嗽病脈証并治第十二19　傷飲。

○滑而数
　　陽明病256　宿食　宜大承気湯。

○数而滑
　　腹満寒疝宿食病脈証治第十25　宿食　宜大承気湯。

○反滑数
　　肺痿肺癰咳嗽上気病脈証并治第七1　肺癰

○滑而疾
　　陽明病214　陽明病　小承気湯主之。

○沈滑
　　太陽病140　太陽病，下之　協熱利
　　水気病脈証并治第十四3　（中有水気）風水。

○遅而滑
　　嘔吐噦下利病脈証并治第十七38　下利　実也　急下之，宜大承気湯。

○沈大而滑
　　臟腑経絡先後病脈証第一11　卒厥

○趺陽脈浮而滑

中風歴節病脈証并治第五9　滑則穀気実，浮則汗自出。

○少陰脈滑而数
　　婦人雑病脈証并治第二十二21　陰中即生瘡（下焦湿熱）

・卒厥：突然目がくらみ，口が聞けず，体も動かせない状態を呈す。気血が上行して清竅を閉じ，卒倒・人事不省となる。肝陽上亢，挟痰，挟食など。

8　濇（渋）

指に対して垂直方向に，立ち上りも遅く，引くのも遅い。竹を削るが如く去来がスムーズでない。

○濇
　　太陽病48　二陽併病　汗出不徹
　　陽明病212　脈弦者生，濇者死。

○寸脈反浮数，尺中自濇
　　厥陰病363　嘔吐噦下利病脈証并治第十七32　下利　必清膿血

○陽脈濇，陰脈弦
　　太陽病100　腹中急痛，先与小建中湯　不差者，小柴胡湯主之。

○浮虚而濇
　　太陽病174　痙湿暍病脈証治第二24　風湿相搏　桂枝附子湯主之

○微濇
　　少陰病325　少陰病，下利
　　霍乱384　本是霍乱

○反微濇
　　陽明病214　裏虛

○濇小
　　中風歷節病脈証并治第五11　盛人　歷節疼　飲酒汗出当風所致。

○遅而濇
　　水気病脈証并治第十四30　遅則為寒，濇為血不足。

○浮微而濇
　　瘡癰腸癰浸淫病脈証并治第十八5　亡血

○浮弱而濇
　　血痹虛労病脈証并治第六7　精気精冷（無子）

○陽微陰濇而長
　　太陰病274　太陰中風　為欲愈

○微濇在寸口，関上小緊
　　血痹虛労病脈証并治第六1　血痹　宜鍼引陽気

○寸口脈浮而大，按之反濇，尺中亦微而濇
　　腹満寒疝宿食病脈証治第十24　宿食，大承気湯主之。

○尺脈弱濇
　　少陰病286　少陰病　復不可下之

○趺陽脈　浮而濇
　　陽明病247　五臟風寒積聚病脈証并治第十一15　其脾為約，麻子仁丸主之。
　　嘔吐噦下利病脈証并治第十七5　胃反

傷寒・金匱の脈証

○趺陽脈　緊而濇
　　嘔吐噦下利病脈証并治第十七 5　　難治（胃反）

9　弦

長脈の一種で，縦方向に長く緊張し，弓の弦の如し（按じて硬軟両方あり）。

○弦
　　太陽病142　太陽与少陽併病　発汗則譫語，脈弦，五日譫語不止，当刺期門。
　　太陽病140　太陽病，下之　両脇拘急
　　陽明病212　傷寒若吐，若下後不解，不大便五六日，上至十余日，日晡所発潮熱，不悪寒，独語如見鬼状。若劇者，発則不識人，循衣摸床，惕而不安，微喘直視，脈弦者生，濇者死。
　　腹満寒疝宿食病脈証治第十 5　　脇下拘急而痛
　　瘧病脈証并治第四 1　　瘧
　　五臓風寒積聚病脈証并治第十一 10　　心臓傷所致也
　　痰飲咳嗽病脈証并治第十二 33　　咳家　有水，十棗湯主之。
　　婦人妊娠病脈証并治第二十 3　　婦人懐娠六七月，脈弦発熱，其胎愈脹，腹痛悪寒者，少腹如扇，所以然者，子蔵開故也，当以附子湯温其蔵。
　　嘔吐噦下利病脈証并治第十七 3　　虚也　変為胃反。

○反弦
　　嘔吐噦下利病脈証并治第十七30　　下利　自愈

○陰脈弦（陽脈濇）
　　太陽病100　腹中急痛，先与小建中湯　不差者，小柴胡湯主之。

○陰弦（陽微）
　　胸痺心痛短気病脈証并治第九 1　　胸痺

55

○双弦

　　痰飲咳嗽病脈証并治第十二12　寒

○偏弦

　　痰飲咳嗽病脈証并治第十二12　飲

○緊弦

　　腹満寒疝宿食病脈証治第十15　寒　宜大黄附子湯

○弦而緊

　　腹満寒疝宿食病脈証治第十17　寒疝

　　水気病脈証并治第十四9　弦則衛気不行，即悪寒，水不沾流，走於腸間。

○数弦

　　腹満寒疝宿食病脈証治第十20　数而緊，乃弦　当下其寒

○按之緊如弦

　　痙湿暍病脈証治第二9　痙病

○弦小緊

　　瘧病脈証并治第四1　瘧　下之差

○弦遅

　　少陰病324　少陰病　胸中実，（当吐之）

　　瘧病脈証并治第四1　瘧　多寒

○弦緊

　　瘧病脈証并治第四1　瘧　可発汗

○弦数

　　痰飲咳嗽病脈証并治第十二20　寒飲

傷寒・金匱の脈証

瘧病脈証并治第四1　瘧　多熱　風発也

〇沈弦
　黄疸病脈証并治第十五5　酒黄疸（者）　先下之。
　驚悸吐衄下血胸満瘀血病脈証并治第十六5　病人面無血色，無寒熱　衄
　厥陰病365　嘔吐噦逆下利病脈証并治第十七25　下痢　下重
　腹満寒疝宿食病脈証治第十17　寒疝　大烏頭煎主之

〇沈而弦
　痰飲咳嗽病脈証并治第十二21　懸飲内痛

〇沈，若弦
　趺蹶手指臂腫転筋陰狐疝蛕虫病脈証治第十九5　腹中痛（反洪大，故
　　有蚘虫）

〇反伏弦
　痙湿暍病脈証治第二8　痙

〇虚沈弦
　血痺虚労病脈証并治第六5　労

〇弦浮大
　陽明病231　陽明中風

〇弦而大（革）
　血痺虚労病脈証并治第六14　婦人則半産漏下，男子則亡血失精。
　驚悸吐衄下血胸満瘀血病脈証并治第十六8　婦人則半産漏下，男子則
　　亡血
　婦人雑病脈証并治第二十二11　婦人則半産漏下　旋覆花湯主之。

〇弦細

57

少陽病265　少陽

○弦細芤遅
　痙湿暍病脈証治第二26　太陽中暍

○脈上下行　微弦
　趺蹶手指臂腫転筋陰狐疝蚘虫病脈証治第十九3　転筋入腹者，鶏屎白散主之。

○趺陽脈　微弦
　腹満寒疝宿食病脈証治第十1　法当腹満，不満者必便難，両胠疼痛，此虚寒従下上也。

　数弦，弦数：寒，寒飲
　寒・寒飲により胃気が守られず
　　胃→心下・膈・胸→肺→心包→脈外の気
　と向かい，脈数となる。
［参考］「胸痺，心中痞，留気結在胸，胸満，脇下逆搶心，枳実薤白桂枝湯主之，人参湯亦主之」（胸痺心痛短気病脈証并治第九5）

10　濡

浮細軟按無力。

なし

11　洪

浮大滑に近い脈で，来盛去衰，来大去長（波の如し）。

○洪大

58

太陽病25　服桂枝湯，大汗出　与桂枝湯，如前法。
太陽病26　服桂枝湯，大汗出後，大煩渇不解　白虎加人参湯主之。

○反洪大
趺蹶手指臂腫転筋陰狐疝蛔虫病脈証治第十九5　腹痛有虫

○浮而洪
水気病脈証并治第十四2　浮則為風，洪則為気。風気相搏，風強則為
隠疹……気強則為水

○洪数
瘡癰腸癰浸淫病脈証并治第十八4　腸癰　膿已成

12　微

上下（浮沈）方向に薄い脈。

○微
太陽病23　脈微而悪寒者，此陰陽倶虚。
少陰病286　少陰病　亡陽
少陰病315　少陰病，下利　与白通湯
霍乱385　悪寒，脈微而復利，利止，亡血也，四逆加人参湯主之。
厥陰病338　傷寒脈微而厥，至七八日膚冷，其人躁，無暫安時者，此
　　　　　為臟厥，非蛔厥也。
厥陰病343　傷寒六七日，脈微，手足厥冷，煩躁，灸厥陰。厥不還者，死。
太陽病105　若自下利者，脈当微厥。
少陰病315　服湯（白通加猪胆汁湯），脈暴出者死，微続者生。
少陰病287　少陰病，脈緊，至七八日自下利，脈暴微，手足反温，脈
　　　　　緊反去者，為欲解也

○微欲絶

少陰病317　少陰病　通脈四逆湯主之
　　霍乱389　既吐且利，小便復利而大汗出，下利清穀，内寒外熱　四逆
　　　湯主之
　　霍乱390　吐已下断，汗出而厥，四肢拘急不解　通脈四逆加猪胆湯主之

○微濇
　　少陰病325　少陰病，下利
　　霍乱384　本是霍乱

○反微濇
　　陽明214　裏虚

○微弱
　　太陽病27　無陽
　　太陽病38　汗出悪風者（陽虚），不可服之（大青竜湯）。
　　太陽病139　本有寒分也
　　婦人産後病脈証治第二十一2　産婦鬱冒　血虚而厥
　　痙湿暍病脈証治第二28　太陽中暍　一物瓜蒂湯主之

○微浮
　　厥陰327　厥陰中風，欲愈

○寸脈微浮
　　太陽166　胸有寒宜，瓜蒂散

○微細
　　太陽病60　内外俱虚
　　少陰病281　少陰之為病

○微実
　　婦人産後病脈証治第二十一7　産後七八日　悪露不尽　宜大承気湯主之

60

○微大来遅
　　驚悸吐衄下血胸満瘀血病脈証并治第十六10　瘀血

○微細沈
　　少陰病300　少陰病，死。

○沈微
　　太陽病61　乾姜附子湯主之（陽虚）

○甚微
　　太陽病160　（傷寒吐下後，発汗，虚煩，脈甚微，八九日心下痞鞕，脇下痛，気上衝咽喉，眩冒，経脈動惕者，）久而成痿。

○微弱数
　　厥陰病365　嘔吐噦下利病脈証并治第十七25　下利　為欲自止

○微数
　　太陽病116　慎不可灸
　　百合狐惑陰陽毒病証治第三1　百合病

○微而数
　　嘔吐噦下利病脈証并治第十七4　微則無気，無気則営虚，営虚則血不足，血不足則胸中冷。
　　肺痿肺癰咳嗽上気病脈証并治第七2　肺癰
　　中風歴節病脈証并治第五1　中風

○浮微而濇
　　瘡癰腸癰浸淫病脈証并治第十八5　亡血

○虚弱細微
　　血痺虚労病脈証并治第六11　善盗汗

○微而沈
　　太陽病124　瘀熱在裏　抵当湯主之

○諸芤動微緊
　　血痺虚労病脈証并治第六 9　男子失精，女子夢交，桂枝竜骨牡蛎湯主之。

○（陰陽俱微，）寸口関上微，尺中小緊
　　血痺虚労病脈証并治第六 2　血痺　黄耆桂枝五物湯主之

○尺中脈微
　　太陽病49　裏虚

○陽脈微
　　太陽病94　太陽病未解　先汗出而解

○陰脈微
　　太陽病94　太陽病未解　下之而解　宜調胃承気湯

○陽微
　　陽明病245　而汗出少者，為自和也。

○陽微陰浮
　　少陰病290　少陰中風　欲愈

○陽微（陰弦）
　　胸痺心痛短気病脈証并治第九 1　胸痺

○寸口脈浮而大，按之反濇，尺中亦微而濇
　　腹満寒疝宿食病脈証治第十 24　宿食，大承気湯主之。

○陽微陰濇而長

62

太陰病274　太陰中風　為欲愈

○寸脈沈，尺脈微
　　痰飲咳嗽病脈証并治第十二37　与茯苓桂枝五味甘草湯，治其気衝。

○微濇在寸口，関上小緊
　　血痺虚労病脈証并治第六1　血痺　宜鍼引陽気

○趺陽脈　微弦
　　腹満寒疝宿食病脈証治第十1　法当腹満，不満者必便難，両胠疼痛，此虚寒従下上也。

○趺陽脈　微而遅
　　水気病脈証并治第十四30　微則為気，遅則為寒，寒気不足

（微）数
　　百合狐惑陰陽毒病証治第三1　百合病

（微）緩
　　太陽病23　太陽病，得之八九日，如瘧状……　欲愈

（微）弦
　　趺蹶手指臂腫転筋陰狐疝蛕虫病脈証治第十九3　転筋入腹者，鶏屎白散主之。

　微は「脈微」の意味ではなく，「わずかに」「かすかに」の意味で使用することもある。

13　細（小）

細い脈。

○細

太陽病148　陽微結

○沈而細
　　　痙湿暍病脈証治第二3　痙病
　　　痙湿暍病脈証治第二15　（一作緩）　湿痹

○細沈数
　　　少陰病285　少陰病

○微細沈
　　　少陰病300　少陰病，死

○微細
　　　太陽病60　内外俱虚
　　　少陰病281　少陰之為病

○細欲絶
　　　厥陰病351　厥寒　当帰四逆湯主之

○細而附骨（細沈伏）
　　　五臓風寒積聚病脈証并治第十一20　積

○細数
　　　太陽病140　太陽病，下之　頭痛未止

○浮細
　　　太陽病37　与小柴胡湯（少陽病）

○沈而細
　　　痙湿暍病脈証第二3　痙

傷寒・金匱の脈証

○一作緩
　痙湿暍病脈証第二15　湿痺

○浮而細滑
　痰飲咳嗽病脈証并治第十二19　傷飲

○寸脈浮，関脈小細沈緊
　太陽病129　蔵結

○関上脈細数
　太陽病120　以医吐之過也

○弦細
　少陽病265　少陽

○弦細芤遅
　痙湿暍病脈証治第二26　太陽中暍

○虚弱細微
　血痺虚労病脈証并治第六11　善盗汗（虚労）

○少陽脈卑，少陰脈細
　水気病脈証并治第十四20　男子則小便不利，婦人則経水不通

13'　小

○沈小
　水気病脈証并治第十四26　水之為病（属少陰）　宜麻黄附子湯

○沈小遅
　血痺虚労病脈証并治第六13　脱気

65

○濇小
　　中風歴節病脈証并治第五11　盛人　歴節疼　飲酒汗出当風所致

○陰脈小弱（平脈）
　　婦人妊娠病脈証并治第二十1　妊娠　桂枝湯主之

○弦小緊
　　瘧病脈証并治第四1　瘧　下之差

○寸口脈沈而遅，関上小緊数
　　胸痺心痛短気病脈証并治第九3　胸痺　栝楼薤白白酒湯主之

○寸脈浮，関脈小細沈緊
　　太陽病129　蔵結

○微濇在寸口，関上小緊
　　血痺虚労病脈証并治第六1　血痺　宜鍼引陽気

○寸口関上微，尺中小緊
　　血痺虚労病脈証并治第六2　血痺　黄耆桂枝五物湯主之

○脈来動而中止，更来小数，中有還者反動
　　太陽病178　名曰結，陰也。

○少陽脈　小
　　少陽病271　傷寒三日　欲已也

14　弱

沈細按無力。

○弱
　　太陰病280　太陰病
　　陽明病251　得病二三日，無太陽柴胡証　以小承気湯，少少与，微和之
　　厥陰病360　嘔吐噦下利病脈証并治第十七27　下利有微熱而渇　自愈
　　厥陰病377　嘔吐噦下利病脈証并治第十七14　嘔而脈弱（陽虚）　四逆湯主之
　　痰飲咳嗽病脈証并治第十二35　久咳　可治
　　太陽病113　弱者必渇，被火必譫語。弱者発熱，脈浮，解之当汗出愈。

○陽浮而陰弱
　　太陽病12　太陽中風　陽浮者，熱自発，陰弱者，汗自出　桂枝湯主之。

○寸緩，関浮，尺弱
　　陽明病244　太陽病　但心下痞者，此以医下之也。

○微弱
　　太陽病27　無陽
　　太陽病38　汗出悪風者，不可服之（大青竜湯）
　　太陽病139　本有寒分也
　　痙湿暍病脈証治第二28　太陽中暍　一物瓜蒂湯主之
　　婦人産後病脈証治第二十一2　産婦鬱冒　血虚而厥

○微弱数
　　厥陰病365　嘔吐噦下利病脈証并治第十七25　下利　為欲自止

○虚弱細微
　　血痺虚労病脈証并治第六11　善盗汗

○沈而弱
　　中風歷節病脈証并治第五8　歷節

67

○浮弱
　　太陽病42　太陽病　宜桂枝湯
　　黄疸病脈証并治第十五7　黒疸

○浮弱而濇
　　血痺虚労病脈証并治第六7　精気清冷（無子）

○浮弱，手按之絶
　　驚悸吐衄下血胸満瘀血病脈証并治第十六5　病人面無血色　下血

○尺脈弱濇
　　少陰病286　少陰病　復不可下之

○寸口脈動而弱
　　驚悸吐衄下血胸満瘀血病脈証并治第十六1　動即為驚，弱則為悸。

○浮之虚，按之弱如葱葉，下無根
　　五臓風寒積聚病脈証并治第十一3　肺死蔵

○浮之弱，按之如索不来，或曲如蛇行
　　五臓風寒積聚病脈証并治第十一6　肝死蔵

○陰脈小弱（平脈）
　　婦人妊娠病脈証并治第二十1　妊娠　桂枝湯主之

○遅浮弱
　　太陽病98　得病六七日　医二三下之　与小柴胡湯，後必下重。

○少陰脈浮而弱
　　中風歴節病脈証并治第五10　弱則血不足，浮則為風，風血相搏

弱を「脈弱」ではなく，「弱い」という意味で使用することもある。

15 大

太い。

○大
　陽明病186　陽明
　厥陰病365　下痢　未止
　痙湿暍病脈証治第二20　病在頭中寒湿，故鼻塞
　血痺虚労病脈証并治第六12　労

○洪大
　太陽病25　服桂枝湯，大汗出　与桂枝湯，如前法。
　太陽病26　服桂枝湯，大汗出後，大煩渇不解　白虎加人参湯主之

○反洪大
　趺蹶手指臂腫転筋陰狐疝蚘虫病脈証治第十九5　腹痛有虫

○浮大
　太陽病132　結胸（証）　不可下
　血痺虚労病脈証并治第六6　労
　肺痿肺癰咳嗽上気病脈証并治第七3　上気　不治
　肺痿肺癰咳嗽上気病脈証并治第七13　肺脹　越婢加半夏湯主之
　痰病脈証并治第四1　痰　可吐（之）

○浮大，上関上
　少陽病268　三陽合病

○浮而大
　太陽病30　浮為風，大為虚。

69

○弦而大（革）
   血痹虚労病脈証并治第六14　失精
   驚悸吐衄下血胸満瘀血病脈証并治第十六8　婦人則半産漏下，男子則亡血。
   婦人妊娠病脈証并治第二十二11　婦人則半産漏下，旋覆花湯主之。

○弦浮大
   陽明病231　陽明中風

○寸口脈浮而大，按之反濇，尺中亦微而濇
   腹満寒疝宿食病脈証治第十24　宿食，大承気湯主之。

○緊大而遅
   腹満寒疝宿食病脈証治第十20　心下堅

○大而緊
   腹満寒疝宿食病脈証治第十20　陽中有陰，可下之。

○実大数
   痰飲咳嗽病脈証并治第十二35　久咳数歳　死

○沈大而滑
   臓腑経絡先後病脈証第一11　卒厥

○微大来遅
   驚悸吐衄下血胸満瘀血病脈証并治第十六10　瘀血

16　散

浮大散乱。中沈なし。

なし

17　緊

指を弾くが如く往来が有力で硬い。脈の上下（浮沈）方向に緊張して硬い。

○緊
　　少陰病287　少陰病
　　腹満寒疝宿食病脈証治第十29　頭痛
　　太陽病140　太陽病，下之　必咽痛
　　腹満寒疝宿食病脈証治第十29　宿食
　　陽明病192　陽明病　此水不勝穀気，与汗共併，脈緊則愈。
　　嘔吐噦下利病脈証并治第十七28　下痢　未解

○陰陽倶緊
　　太陽病3　傷寒
　　少陰病283　少陰

○復緊
　　厥陰病361　下痢　未解

○緊如転索無常
　　腹満寒疝宿食病脈証治第十28　宿食

○乍緊
　　厥陰病355　邪結在胸中　宜瓜蒂散

○急緊
　　太陽病86　衄家（誤汗後）

○緊急

驚悸吐衄下血胸満瘀血病脈証并治第十六 4 　衄家（誤汗後）

○浮緊
　　太陽病16　不可与之（桂枝）
　　太陽病38　太陽中風　大青竜湯主之
　　太陽病46　太陽病（八九日不解）　麻黄湯主之
　　太陽病47　太陽病　自衄者愈
　　太陽病50　宜以汗解之
　　太陽病55　傷寒　麻黄湯主之

○浮而緊
　　陽明病221　陽明病　（反悪熱，身重）
　　陽明病201　陽明病　必潮熱発作有時。
　　陽明病189　陽明中風
　　太陽病108　肝乗脾
　　中風歴節病脈証并治第五2　緊則為寒，浮則為虚　浮者血虚，絡脈空虚
　　水気病脈証并治第十四4　風水
　　太陽病151　（而復下之，緊反入裏，則作痞。按之自濡，但気痞耳）

○弦緊
　　瘧病脈証并治第四1　瘧　可発汗

○緊弦
　　腹満寒疝宿食病脈証治第十15　寒　宜大黄附子湯

○弦而緊
　　腹満寒疝宿食病脈証治第十17　寒疝
　　水気病脈証并治第十四9　弦則衛気不行，即悪寒，水不沾流，走於腸間（水気）

○按之緊如弦

痙湿暍病脈証治第二 9　痙病

〇弦小緊
　　瘧病脈証并治第四 1　瘧　下之差

〇数而緊，乃弦状如弓弦，按之不移
　　腹満寒疝宿食病脈証治第十 20　寒疝

〇緊大而遅
　　腹満寒疝宿食病脈証治第十 20　心下堅

〇大而緊
　　腹満寒疝宿食病脈証治第十 20　陽中有陰，可下之。

〇遅緊
　　瘡癰腸癰浸淫病脈証并治第十八 4　腸癰　膿未成　大黄牡丹湯主之

〇沈緊
　　太陽病 67　（心下逆満，気上衝胸，起則頭眩）　茯苓桂枝白朮甘草湯主之
　　太陽病 148　雖沈緊，不得為少陰病，可与小柴胡湯（少陽）
　　少陽病 266　少陽　与小柴胡湯
　　痰飲咳嗽病脈証并治第十二 24　膈間支飲　木防已湯主之
　　太陽病 140　太陽病，下之　必欲嘔

〇沈而緊
　　太陽病 135　（大）結胸　大陥胸湯主之
　　水気病脈証并治第十四 21　沈為水，緊為寒

〇寸脈浮，関脈小細沈緊
　　太陽病 129　蔵結

○微濇在寸口，関上小緊
　　血痹虚労病脈証并治第六１　血痹　宜鍼引陽気

○寸口関上微，尺中小緊
　　血痹虚労病脈証并治第六２　血痹　黄耆桂枝五物湯主之

○寸口脈沈而遅，関上小緊数
　　胸痹心痛短気病脈証并治第九３　胸痹　栝楼薤白白酒湯主之

○諸芤動微緊
　　血痹虚労病脈証并治第六９　男子失精，女子夢交，桂枝竜骨牡蛎湯主之。

○趺陽脈　緊
　　黄疸病脈証并治第十五２　傷脾

○趺陽脈　緊而濇
　　嘔吐噦下利病脈証治第十七５　難治（胃反）

○趺陽脈　反緊（当伏）
　　水気病脈証并治第十四６　本自有寒，疝瘕，腹中痛

○趺陽脈　緊而数
　　黄疸病脈証并治第十五２　数則為熱，熱則消穀，緊則為寒，食即為満。

○少陰脈　緊而沈
　　水気病脈証并治第十四10　緊則為痛，沈則為水，（小便即難）

18　芤

浮大軟按中空，両辺あり（浮沈）。葱の如し。

○浮而芤
　　陽明病246　浮為陽，芤為陰。浮芤相搏，胃気生熱，其陽則絶。

○弦細芤遅
　　痙湿暍病脈証治第二26　太陽中暍

○極虚芤遅
　　血痹虚労病脈証并治第六8　失精家　為清穀亡血失精

○諸芤動微緊
　　血痹虚労病脈証并治第六9　男子失精，女夢交，桂枝竜骨牡蛎湯主之。

○脈弦而大，弦則為減，大則為芤，減則為寒，芤則為虚，虚寒相搏，此名為革。
　　血痹虚労病脈証并治第六14　婦人則半産漏下，男子則亡血失精。
　　驚悸吐衄下血胸満瘀血病脈証并治第十六8　婦人則半産漏下，男子則亡血。
　　婦人雑病脈証并治第二十二11　婦人半産漏下，旋覆花湯主之。

19　革

浮弦硬，按無力（弦芤如鼓皮）。

○革
　　血痹虚労病脈証并治第六14　婦人則半産漏下，男子則亡血失精。
　　驚悸吐衄下血胸満瘀血病脈証并治第十六8　婦人則半産漏下，男子則亡血。
　　婦人雑病脈証并治第二十二11　婦人半産漏下，旋覆花湯主之。

20 牢

沈弦硬有力。

なし。

21 疾

数脈よりさらに頻脈。

○滑而疾
　　陽明病214　陽明病　小承気湯主之。

○浮之実，如麻豆，按之益躁疾
　　五臓風寒積聚病脈証并治第十一11　心死蔵

22 動

指に横揺れを感じる。母指の腹で脈を診るとわかりやすい。

○浮而動数
　　太陽病134　浮則為風，数則為熱，動則為痛，数則為虚。

○寸口脈動
　　臓腑経絡先後病脈証第一7　因其王時而動

○寸口脈動而弱
　　驚悸吐衄下血胸満瘀血病脈証并治第十六1　動即為驚，弱則為悸。

○諸芤動微緊
　　血痹虚労病脈証并治第六9　男子失精，女子夢交，桂枝竜骨牡蛎湯主之。

○動：1）痛
　　　2）驚
　　　3）急性熱性疾患の悪化（騒がしい脈）
　　　4）妊娠（左寸按略動）

太陽178「脈来動而中止，更来小数，中有還者反動，名曰結，陰也。脈来動而中止，不能自還，因而復動者，名曰代，陰也，得此脈者必難治」

23　伏

沈よりさらに沈んだ脈。

○伏
　痰飲咳嗽病脈証并治第十二18　留飲　甘遂半夏湯主之。
　水気病脈証并治第十四12　水病人

○反伏弦
　痙湿暍病脈証治第二8　痙

（伏堅
　痙湿暍病脈証治第二9　脈経云　痙家）

○趺陽脈　伏
　水気病脈証并治第十四20　水穀不化，脾気衰則鶩溏，胃気衰則身腫。
　水気病脈証并治第十四6，7　趺陽脈当伏

24　緩

軟らかい脈（不大不小）。

○緩
　　太陽病2　太陽病　中風

○浮緩
　　太陽病39　傷寒（湿熱証）　大青竜湯発之

○浮而緩
　　陽明病187　太陰者，身当発黄。
　　太陰病278　太陰当発身黄
　　黄疸病脈証并治第十五1　浮則為風，緩則為痺，痺非中風。四肢苦煩，脾色必黄，瘀熱以行。

○遅而緩
　　中風歴節病脈証并治第五4　遅則為寒，緩則為虚。営緩則為亡血，衛緩則為中風。

○寸緩，関浮，尺弱
　　陽明病244　太陽病　但心下痞者，此以医下之也。（誤下）

○微緩
　　太陽病23　太陽病，得之八九日，如瘧状……為欲愈也。

25　促

数脈で不整脈（不規則に停止）。

○促
　　太陽病21　太陽病，下之後　胸満者（胸気不足），桂枝去芍薬湯主之。
　　太陽病34　太陽病，桂枝証，医反下之，利遂不止　表未解也。
　　太陽病140　太陽病，下之　不結胸者，此為欲解也。
　　厥陰病349　手足厥逆，可灸之。

26 結

脈数ではない不整脈（不規則に停止）。

○結
　　太陽病178　脈按之来緩，時一止復来者，名曰結。又脈来動而中止，更来小数，中有還者反動，名曰結，陰也。
　　血痺虚労病脈証并治第六21　「千金翼」炙甘草湯　治虚労不足，汗出而悶，脈結悸，行動如常，不出百日，危急者十一日死。

○結代
　　太陽病177　心動悸，炙甘草湯主之。

○沈結
　　太陽病125　太陽病，身黄，少腹鞕　小便自利，其人如狂者，血証諦也，抵当湯主之。

27 代

遅脈で規則的に停止し，停止時間が長い。

○代
　　太陽病178　脈来動而中止，不能自還，因而復動者，名曰代，陰也。得此脈者必難治。

○結代
　　太陽病177　心動悸，炙甘草湯主之。

28 長

長い脈。

○陽微陰濇而長

　太陰病274　太陰中風　為欲愈。

この1カ所のみである。長の代表として「弦」。一説に長脈は寸尺をはみ出る脈とあるが，寸なら寸，関なら関，尺なら尺で竿の如く長いもの。

29　短

短くて豆の如し。

○短

　陽明病211　発汗多，若重発汗者，亡其陽，譫語，脈短者死。脈自和者不死。

30　急

騒がしい脈。

○急

　臓腑経絡先後病脈証第一13　寒令

○数急

　太陽病4　為伝也。（脈若静者，為不伝）

○急緊

　太陽病86　衄家，不可発汗，汗出必額上陥，脈急緊，直視不能眴，不得眠。

「傷寒・金匱」の脈証の簡単なまとめ

浮	**表実，表虚，裏実，裏虚** 実：風邪（内・外） 　　陽明熱実，膀胱熱実 ※病理主体が膈より上，あるいは外殻にある
	裏虚：陰虚，気虚，気血両虚 　　　気陰両虚，陽虚，陰陽両虚
沈	**裏実，裏虚** 実：水，飲，痰病 　　腹痛，寒疝，下利，蓄血 ※病理主体が膈より下にある
	裏虚：気虚，陽虚，陰虚 　　　少陰病，気陰両虚，陰陽両虚，気血両虚
伏	水，飲，痰
数	**熱実，虚熱** 実：熱実，膿已成，肺癰，腸癰 　　下利，清膿血 　　熱証以外：瘀血，寒飲，寒
	虚：陰虚内熱，肺痿，百合病 　　少陰病
疾	陽明病
遅	**寒実，虚寒** 実：寒実，腸癰（膿未成） 　　熱入血室，瘀血 　　胃熱，胸痰 ※胸膈心下の昇降が病理産物等により不利する場合
	虚：陽虚，労

大	実：陽明病 　　上気，肺脹 　　結胸 　　瘧，心下痞
	虚：労，気虚，陰虚
細	虚：血虚，陰虚，陽虚
	実：細而附骨：積
小	実：濇小……歴節 　　沈小……水 　　弦小緊……瘧
	虚：沈小遅……脱気
滑	熱 肺癰，腸癰，下利 水，飲，痰 宿食
洪	陽明病（白虎加人参湯証） 腸癰，蛔虫 風邪在肌衛（桂枝湯証）
濇	実：瘀血，宿食，清膿血 　　二陽併病 　　風湿相搏 ※病理産物が気血津の運行を阻むとき
	虚：細濇……血虚，陰虚 　　細濇無力……気血両虚，気陰両虚 　　微細濇……陽虚，少陰病，霍乱
弦	実：少陽病，瘧病 　　肝胆鬱 　　水，飲，痰 　　寒，寒疝 　　痛

	痙病
	虚：労，亡血，胃反 　　肝腎不足
緊	実：寒（表裏） 　　痛 　　水，飲，痰 　　宿食，痙病 　　腸癰（膿未成） 　　衄，心下堅 　　陽明病
	虚：少陰病，血痺（小緊）
短	寸関の間（関前一分）胆気不足 他の部位にも出現しうるがまれである。不足を示す。 胆気不足——短脈は『傷寒論』にはない。
長	長い脈 『傷寒論』中に太陰病274条に1回のみでてくる。 実際の臨床においては，長脈の1つである弦脈が多い。
動	痛，驚 急性熱性疾患の悪化時　（『傷寒論』『金匱要略』にはないが 妊娠　　　　　　　　　　　重要なもの） ※心臓への過負荷で生じやすい
微	虚：陽虚，少陰病，臓厥 　　陰陽両虚 　　盗汗，血痺
	実：太陽中暍 　　瘀血在裏（抵当湯） 　　胸痺（陽微陰弦） 　　上衝（寸沈尺微）

83

弱	虚：太陰病，少陰病，陽虚
	実：太陽中暍 　　歴節 　　太陽中風（陽浮陰弱） 　　妊娠（陰脈小弱）
虚	虚：虚労，亡血，肺痿，久咳 　　盗汗，失精
	実：風湿相搏
芤	虚：陰虚，気陰両虚 　　亡血
	実：太陽中暍
実	陽明病 熱実，肺癰
緩	実：湿 　　太陽中風（桂枝湯証） 　　傷寒湿熱（大青竜湯証） 　　太陰発黄
	虚：気虚
濡	実：湿
	虚：気虚
革	虚：流産，亡血，失精
牢	実：癥，積
促	表未解，胸気不足 欲解，厥陰病
代	心気陰不足（炙甘草湯証） 難治
結	心気陰不足，虚労，肺痿（炙甘草湯証） 実：瘀血，胸中寒実（当吐之）

二十九脈以外の脈

軟	有胃気 実：湿，中風 虚：気虚 ※濡，緩，虚，芤，微，弱，短脈は軟らかい
硬	無胃気（死） ※実，緊，牢，革，弦硬は硬い
有力	実
無力	気虚，陽虚 気血両虚，気陰両虚，陰陽両虚 実：湿，暑病

滑，弦，緊，動および軟，虚証の脈についての補足

〈水，湿，飲，痰と脈について〉

```
┌ 水
│ 飲          湿：水＋疼痛
└ 痰
```

　古代の「痰」は現在用いられている「痰」より稀薄で，「淡」に通じる。しかしここでは現代の中医学で用いられている「痰」の意味で述べる。
　『傷寒論』『金匱要略』においては「水」と「湿」を区別している。
　水と湿は病理産物としては，ほとんど似たようなものであるが，水は表・裏に存在し，湿は主として表（外殻）に存在する。また湿は疼痛を伴うことが多い。
　近世になってから，水と湿の区別が曖昧となり，湿・湿熱・湿温等は表のみでなく裏にも展開するとする。
　現代の治療を以下に記す。
　　水・湿――朮・茯苓・沢瀉・滑石・薏苡仁など

飲——半夏・竹筎など
痰——全栝楼・貝母・冬瓜子など

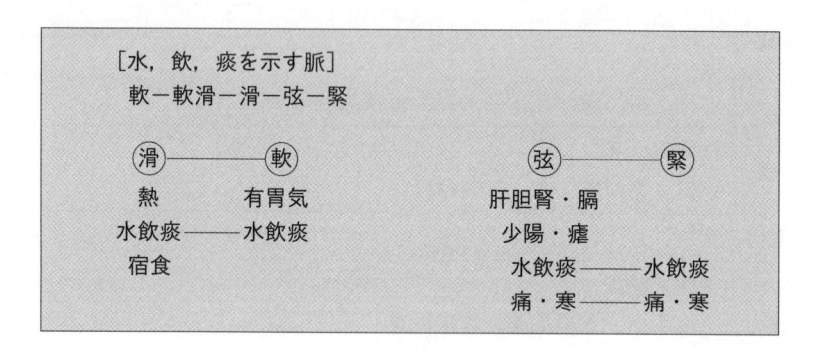

```
[水，飲，痰を示す脈]
 軟－軟滑－滑－弦－緊

 ㊀滑————㊀軟              ㊀弦————㊀緊
  熱    有胃気             肝胆腎・膈
 水飲痰——水飲痰             少陽・瘧
 宿食                     水飲痰——水飲痰
                        痛・寒——痛・寒
```

〈弦脈〉

```
〈弦脈〉肝胆鬱・肝腎不足
    少陽病・膈不利・瘧病
    水飲痰……弦（軟）
    寒，痛……弦（硬）
```

現代人はストレス社会に生きており，脈弦を呈するものは多い。ただしストレスが存在しても，それほど病的な状態になっていない場合は，弦軟となる。

ストレスには精神的・肉体的の二種があり，相互に関連している場合もある。（たとえば，肉体的ストレス（＋＋）→精神的ストレス（＋））

弦脈は精神的・肉体的ストレスのどちらでも生じる。

〈緊脈と弦脈〉

緊：脈壁の垂直方向の緊張（↑）
弦：脈壁の縦軸方向の緊張（↑）

緊脈	弦脈
寒・痛	
水飲痰	
宿食	少陽病・瘧病・膈不利
痙病	肝胆鬱
	肝腎不足

○寒・痛・水・飲・痰は緊脈あるいは弦脈を呈す。
　弦：精神的ストレス（＋）
　　　肉体的ストレス（＋）
　緊：精神的ストレス（＋）
　　　肉体的ストレス（＋＋）〜（＋＋＋）

〈動脈〉

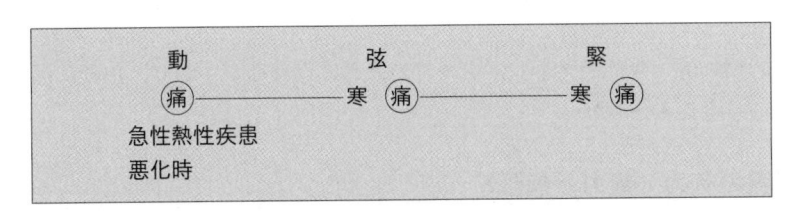

```
     動              弦              緊
    痛 ――――― 寒 痛 ――――― 寒 痛
  急性熱性疾患
  悪化時
```

　前述したとおり、精神的・肉体的ストレスを受けて「弦」脈、さらに肉体的ストレスが甚だしくなると「緊」脈を呈す。
　肉体的ストレス（痛）あるいは精神的ストレスを受けて、「心臓」に過負荷がかかると、拍動に揺れを生じ、「動」脈を呈す。
　妊娠においても、左寸を按じて軽い動脈をみることが多い。これも妊娠による心臓への負荷がかかっていることを示している。

弦	緊	動
肝胆腎（鬱・陰虚）	宿食	驚
少陽・瘧		急性熱性疾患↑
寒・痛	寒・痛	痛
水飲痰	水飲痰	

1）精神的・肉体的ストレス
　　胆収斂→弦
2）さらに肉体的ストレス（↑↑）
　　　心気（↑↑）→拍動強くなる→緊
　　弦で縦軸方向に緊張し，さらに拍動強く垂直方向に有力となる

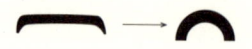

3）精神的・肉体的ストレスを受けて，心に過負荷がかかり，拍動に揺れを生じる→動

〈脈の有力・無力と病証〉

脈有力
　邪気盛，正気充実
　　実，緊，牢（動）
　　弦有力，大有力，浮有力，沈有力
　　滑有力，洪有力，硬有力

脈無力
　正気虚（気・血・津・陰・陽不足），湿阻気機
　　虚・弱・微・芤
　　細無力，細濇無力
　　軟無力，浮無力，沈無力，緩無力

弦軟無力，弦硬無力（革）

脈軟
　有胃気
　気虚，湿

虚脈（無力の脈）ではあるが，ときには「実邪」の存在を示すものを以下にまとめる。

微	太陽中暍，肺癰 瘀熱在裏
弱	太陽中暍 歴節
虚	風湿相搏
芤	太陽中暍

『傷寒論』『金匱要略』以外の脈証

　ここでは，『傷寒論』『金匱要略』の条文より直接導き出されるものではないが，臨床的に参考になると思われる脈証解釈，特に左右の寸関尺の脈証について記す。

1 浮

〈表証，裏虚，内外風〉

	左	右
寸	浮：傷風感冒 　・陰虚陽亢（生風） 　・風痰上擾 浮兼虚：心気不足 浮滑（洪）数：心火亢盛	浮：風寒襲肺 　・肺脹・上気 　・胃気上逆 浮滑（洪）：肺熱，肺痰熱

関	浮：肝胆有余・克脾胃	浮（滑）：飲食停滞（満腹） 浮按無力：脾胃虚 浮大濡：飲食停滞
尺	浮：陰虚陽亢 　　　熱在膀胱 浮芤：熱傷下焦之絡（尿血・血崩）	浮：下焦風熱（大便秘結） 浮虚：元気不足（久病，あるいは先天不足）

2 沈

〈裏実，裏虚，水，飲，痰〉

	左	右
寸	沈：心陽不振，寒飲停胸	沈：水，飲，痰，在肺・胸中 沈緊：寒邪鬱閉，肺失宣粛あるいは膈間支飲 沈細滑：肺陰虚内熱 沈細無力：大気下陥
関	沈：胆鬱気滞 　　　痃癖	沈：胃寒・脾胃虚寒
尺	沈：腎寒（寒邪が腎に侵入） 沈細：腎気不足	沈：腎陽虚 　　　腰痛

痃癖：『外台秘要』積聚，臍腹部あるいは脇肋部に癖塊
　痃：積在臍周両旁
　癖：積在両脇肋之間（隠れている）

3 遅・数

遅・数は六部に分ける意味はない。
遅：心包，脈外の気の減少
　　寒邪，陽虚陰盛
　　胸膈心下および肺の昇降不利
数：心包・脈外の気の過剰
　　熱邪，陰虚内熱

4 滑

〈水（湿），飲，痰，宿食，熱〉

	左	右
寸	滑：水・飲・痰在胸・心 滑実：心熱，痰熱蒙閉清竅	滑：痰熱阻肺 　　痰飲嘔逆
関	滑：肝胆熱	滑：脾胃熱 　　宿食
尺	滑：熱在膀胱 　　水・湿在下焦	滑：湿熱下注大腸

5 濇

〈瘀血，宿食（病理産物が気血の運行を阻む），

　按細濇：陰血不足〉

	左	右
寸	濇：心血瘀阻	濇：肺気痞塞，肺宣不利，肺中血瘀
関	濇：肝血瘀阻	濇：胃血瘀（たとえば寒凝血瘀）
尺	濇細：腎陰虚	濇：腸燥便秘

按細濇：陰血不足
　　（たとえば左関尺：肝腎不足
　　　　　右寸，左尺：肺腎不足）

6 虚

〈正気不足，傷暑〉

	左	右
寸	虚：心血不足	虚：肺気虚
関	虚：肝血不足	虚：脾胃気虚
尺	虚：腎精不足	虚：腎陽不足

7 実

〈火熱亢盛〉

	左	右
寸	実：心熱亢盛	実：肺熱
関	実：肝胆鬱化熱，化火	実：胃熱 浮実：反胃，噎膈
尺	実：膀胱積熱	実：下焦実熱壅滞

8 長

〈長は有余を主る〉

	左	右
寸	長：心火過旺	長：肺気壅寒不降
関	長：肝気有余，肝犯胃	長：脾気鬱滞，胃失和降
尺	長：上衝（奔豚）	長：腎気充実

参考　弦・実・牢・革脈　皆兼長脈
参考　上衝　寸沈尺微　苓桂味甘湯
　　　　　　沈緊　　　苓桂朮甘湯

9 弦

〈肝胆瘧，水飲痰，痛，寒，肝腎不足〉

	左	右
寸	弦：心・胸痛 浮弦：傷風 　　　陰虚陽亢化風	弦：痰飲停胸
関	弦：肝胆気鬱	弦：胃寒疼痛 沈弦：肝胆犯胃，胃失和降
尺	弦：寒疝小腹痛，腰痛 弦大無力：腎虚，腰膝疼痛	弦：寒疝小腹痛

傷寒・金匱の脈証

参考：元代　載同父「脈訣刊誤」
　　　　弦軟：病軽
　　　　弦硬：病重

10 短

〈短は不及によって気虚となったものを主る〉

短脈は両関前に多く出現し，胆気不足とする。

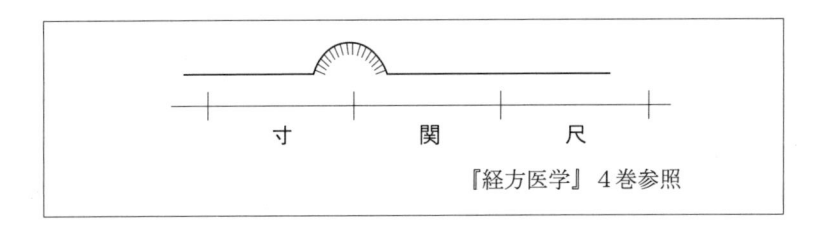

『経方医学』4巻参照

11 洪

〈熱邪，火亢〉

	左	右
寸	洪：心熱亢盛	洪：肺熱
関	洪：邪熱傷肝，絡脈失養，身疼痛	洪：胃熱
尺	洪：膀胱湿熱	洪：大腸有熱，大便秘結

12 微

〈気血大衰〉

	左	右
寸	微：心気血不足	微：肺陽虚
関	微：肝陰陽気血不足	微：脾胃虚寒
尺	微：腎陰陽両虚	微：腎陽虚

93

13 細

〈気衰，諸虚労損〉

	左	右
寸	細：心陰血不足	細：肺陰虚
関	細：肝陰血不足	細：脾胃気虚 　　胃陰虚
尺	細：腎陰虚	細：腎陽不足 細濇：大腸傷津

14 弱

〈虚〉

	左	右
寸	弱：心陽虚 　　心血虚，驚悸健忘，多夢	弱：肺気不足
関	弱：肝気血不足	弱：脾胃陽虚
尺	弱：腎気不足，腎陽虚，腎陰虚	弱：腎陽虚，脾腎陽虚

15 緊

〈寒邪，諸痛〉

	左	右
寸	緊：寒邪襲表	緊：寒邪束肺，肺失宣粛
関	緊：寒邪襲中焦，脇・腹痛，四肢拘急	緊：胃寒 　　緊滑，宿食
尺	緊：寒邪襲下焦，少腹冷痛，腰痛　膀胱不気化	緊：疝気，奔豚

16 緩

〈緩為胃気，不主於病，病証取其兼脈〉

	左	右
寸	緩　兼濇：心気血不足 　　兼浮：風邪外襲，風湿外襲	緩　兼細：肺気不足
関	緩　兼濇：肝血不足 　　兼浮：血虚生風	緩　兼沈：脾胃虚生湿
尺	緩　兼弱：腎気不足	緩　兼細弱：腎陽虚

17 動

動脈は心の臓に過負荷がかかったときに出現する。
主として寸・関にでることが多い（六部に分ける意味はあまりない）。
　　驚，痛
　　発熱（悪化時）
　　アルコール，満腹
　左寸　按やや動，妊娠
　　尺動　男子失精，女子夢交

参考　『傷寒論』「弁脈法第一」
「陰陽相搏名曰動。陽動則汗出，陰動則発熱。形冷，悪寒者，此三焦傷也。若数脈見于関上，上下無頭尾，如豆大，厥厥動揺者，名曰動也」
〈脈訣彙弁〉
陽動則汗出：左寸脈心，汗為心之液
　　　　　　右寸脈肺，肺主皮毛而司腠理，故汗出也
陰動則発熱：左尺脈動，為腎水不足
　　　　　　右尺脈動，相火虚炎，故発熱也

18 促

〈火熱亢盛，あるいは気滞，病理産物による気血の流れの不調を主る〉

（六部に分ける意味はない）

19 結

〈凝結，陰寒を主る〉

（六部に分ける意味はない）

20 代

〈臓気衰微〉

（六部に分ける意味はない）

21 革

〈表寒または中虚〉

	左	右
寸	革：心気・心血不足 　　胸陽不振，心脈瘀阻	革：肺気不足，肺宣粛失司
関	革：気滞寒凝的腹痛 　　少腹有積塊作痛	革：脾胃虚寒
尺	革：下焦虚寒	革：腎虚而損命 　　女子　半産漏下

参考　⊗小腹　臍下正中部
　　　⊘少腹　臍下側腹部

22 牢

〈積聚癥瘕を主る〉

	左	右
寸	牢：気血凝滞的「伏梁病」	牢：息賁（肺積）
関	牢：肝積，脇下有腫塊	牢：脾胃陰寒，積聚
尺	牢：奔豚，婦女血瘕	牢：癥瘕積聚

参考：伏梁

脘腹部に塊状の痞満がある。

心下から臍上にかけて腫塊があり，上下左右に移動する。

23 芤

〈芤状中空，故主失血〉

	左	右
寸	芤：上焦熱盛，迫血妄行，咳血，衄血	芤：肺熱而咳血　胸中積血
関	芤：肝鬱化火，灼傷血絡，肝不蔵血	芤：胃熱吐血　脾不統血
尺	芤：熱在膀胱，而傷絡尿血	芤：熱傷陰絡，下血

24 伏

〈病深〉

	左	右
寸	伏：心陽不振	伏：伏痰阻寒，肺気不宣
関	伏：寒気凝滞，肝気不暢	伏：胃寒食積　霍乱
尺	伏：下焦冷，腎陽不足　疝瘕腹痛	伏：腎陽不足，下痢清穀

25 大

〈大有力：熱邪亢盛，　大無力：虚労，亡血〉

	左	右
寸	大：心煩，風熱	大：上気，面浮，喘咳
関	大：風眩，疝気	大：胃実
尺	大：腎痹（骨痹で邪が腎まで及んだもの）	大：膀胱熱 大腸熱，而下利あるいは便難

26 濡

〈浮細軟　按無力〉

緩の病理と近く
　　　虚：気血陰陽不足
　　　実：湿

27 散

〈浮而乱，軽按有，中・重按無而絶〉
　散脈は正気がひどく傷ついて危険な状態

　参考　「古人以代散為，必死者，蓋散為，腎敗之徴，代為脾絶の徴也」
　　　　　　　　　　　　　　　　　　　　〈脈訣彙弁〉

〈特徴的な脈と弁証〉

脈	弁証
右寸沈細無力	大気下陥
左寸あるいは人迎浮	風邪（内外）
左寸浮弦	陰虚陽亢化風
右寸浮滑	肺熱，肺痰熱 胃気上逆
左尺弱	腎虚
右関滑	胃飲，宿食
左関弦	少陽瘧，肝胆鬱

参考文献

傷寒論・金匱要略
黄帝内経
難経
脈経（王叔和）西晋
脈訣刊誤（戴起宗）元
景岳全書（張景岳）明
瀕湖脈学（李瀕湖）明
医宗金鑑（呉謙）清
脈訣彙弁（李延昰）清
中医脈学十講（任応秋）
文魁脈学（趙紹琴）

〈付録〉

浮	表実，表虚，裏実，裏虚 風邪（内外） 膀胱 裏虚：陰虚，気虚，陽虚， 　　　気血両虚，気陰両虚	沈	裏実，裏虚 実：水，飲，痰 ＊病理主体が膈下にある 虚：少陰病，陽虚，労 　　右寸沈細無力：大気下 　　　陥 　　寸沈尺微：上衝
		伏	水，飲，痰
数	熱実，虚熱 実：熱実，膿已成，肺癰， 　　腸癰，下利，清膿血 熱証以外：瘀血，寒飲 虚：陰虚内熱，肺痿，百合 　　病，少陰病	遅	寒実，虚寒 実：寒実，腸癰（膿未成）， 　　熱入血室，瘀血 　　胃熱，胸痺 ＊胸膈心下の昇降が，病理 　産物等により不利する場 　合 虚：陽虚，労
疾	陽明病		
細	虚：血虚，陰虚，陽虚 実：細而附骨：積	大	実：陽明病 　　上気，肺脹， 　　結胸，瘡，心下痞 虚：虚労
小	濇小：歴節 沈小：水 沈小遅：脱気 弦小緊：瘧		

滑	熱：肺癰，腸癰，下利 水，飲，痰，宿食	濇	実：瘀血，宿食，清膿血， 　　二陽併病，風湿相搏 ＊病理産物が気血の運行を 　阻むとき 虚：細濇：血虚，陰虚 細濇無力：気血両虚，気陰 　　両虚 微(細)濇：陽虚，少陰病， 　　霍乱
洪	陽明病 腸癰，蛔虫 風邪在肌衛（桂枝湯）		
弦	実：少陽病，瘧病 　　水，飲，痰 　　寒（寒疝），痛，痙病， 　　肝胆鬱 虚：労，亡血，胃反， 　　肝腎不足	緊	実：寒（表裏） 　　痛 　　水，飲，痰 　　宿食，痙病 　　腸癰（膿未成） 　　衄，心下堅，陽明病 虚：少陰病 小緊：血痺
短	胆気不足	動	(心臓に過負荷がかかる) 痛，驚，急性熱性疾患悪化 妊娠
微	虚：陽虚，少陰病，臓厥， 　　陰陽両虚，盗汗，血痺 実：太陽中暍 　　瘀血在裏（抵当湯） 陽微陰弦：胸痺 寸沈尺微：上衝	弱	虚：太陰病，少陰病，陽虚 実：太陽中暍，歴節， 　　陽浮陰弱：太陽中風 　　陰脈小弱：妊娠

虚	虚：虚労，亡血，肺痿，久咳，盗汗，失精 実：風湿相搏	実	陽明病 熱実，肺癰
芤	虚：陰虚，気陰両虚，亡血 実：太陽中暍		
緩	実：湿 　　傷寒湿熱（大青竜湯） 　　太陽中風 虚：気虚	革	流産，亡血，失精
		牢	癥，積
濡	湿 気虚		
促	表未解，胸気不足，欲解，厥陰病	代	心気陰両虚（炙甘草湯），難治
結	虚：心気陰両虚，虚労，肺痿 実：瘀血，胸中寒実		
軟	有胃気 実：湿，中風 虚：気虚 （脈濡，緩，虚，芤，微，弱，短）	硬	無胃気（死） 弦硬：肝腎不足 （脈弦，硬，実，緊，牢，革）
有力	実	無力	虚：気虚，陽虚，気血両虚，気陰両虚，陰陽両虚 実：湿，暑病

索　引

い

胃気 24
一物瓜蒂湯 60, 67
飲 85, 90, 91
陰寒 96
陰虚 88
陰血不足 91

う

鬱 88

え

越婢加朮湯 39
越婢加半夏湯 34, 69
越婢湯 33

お

黄耆桂枝五物湯 62, 66, 74
瘀血 91
瘀熱在裏 89
温煦作用 13

か

外殻 25
革（脈） 75, 96
膈下 25

膈上 25
膈不利 87
格陽 27
火亢 93
滑（脈） 28, 51, 91
瓜蒂散 37, 60, 71
火熱亢盛 92, 96
栝楼薤白白酒湯 42, 44, 48, 66, 74
栝楼桂枝湯 41, 44
寒 87, 88, 92
緩（脈） 77, 95
肝気の行血作用 19
乾姜附子湯 40, 61
肝腎不足 87, 92
関前一分 1
肝胆鬱 87
肝胆瘀 92
甘遂半夏湯 77

き

気化作用 13
気虚 27, 93
桔梗湯 46
桔梗白散 46
気血大衰 93
気口 3
耆芍桂酒湯 39
気衰 94
気滞 96
癇（病） 87, 88

急（脈） 80
虚（脈） 49, 89, 91
驚 88
凝結 96
杏子湯 33
虚労 98
緊（脈） 71, 86, 94

け

軽按 13, 20
桂枝加黄耆湯 33
桂枝加芍薬生姜各一両人参三両新加湯 41, 43
桂枝去芍薬湯 78
桂枝湯 32, 35, 36, 37, 43, 46, 50, 59, 66, 67, 68
鶏屎白散 58, 63
桂枝附子湯 36, 49, 53
桂枝竜骨牡蛎湯 62, 74, 75, 76
痙病 87
結（脈） 79, 96
弦（脈） 55, 86, 92

こ

洪（脈） 58, 93
芤（脈） 74, 89, 97
厚朴七物湯 36, 46

105

厚朴麻黄湯 ……………… 33
五苓散 ……………… 32, 36, 46

さ

細（脈）……………… 29, 63, 94
柴胡湯 ……………… 37, 45
数（脈）……………… 28, 45, 90
散（脈）……………… 70, 98

し

四逆加人参湯 ……………… 59
四逆湯
　 ……………… 37, 39, 44, 60, 67
湿 ……………… 85, 91
疾（脈）……………… 76
実（脈）……………… 50, 92
炙甘草湯 ……………… 79
弱（脈）……………… 66, 89, 94
赤小豆当帰散 ……………… 46
尺膚診 ……………… 5
濡（脈）……………… 58, 98
重按 ……………… 13, 20
十棗湯 ……………… 55
宿食 ……………… 87, 88, 91
小（脈）……………… 63, 65
小陷胸湯 ……………… 36, 52
小建中湯 ……………… 53, 55
小柴胡湯 ……………… 35, 41, 53, 55, 64, 68, 73
傷暑 ……………… 91
小承気湯 ……………… 52, 67, 76
小青竜湯加石膏湯 ……………… 33
少陽病 ……………… 87
濇（脈）……………… 29, 53, 91
心気の推動作用 ……………… 19
人迎 ……………… 3

す

水 ……………… 85, 90, 91
水飲痰 ……………… 87, 88, 92
推動作用 ……………… 13

せ

正気不足 ……………… 91
積聚 ……………… 97
旋覆花湯 ……………… 57, 70, 75

そ

臓気衰微 ……………… 96
促（脈）……………… 78, 96

た

代（脈）……………… 79, 96
大（脈）……………… 29, 69, 98
大烏頭煎 ……………… 42, 57
大黄黄連瀉心湯 ……………… 33
大黄附子湯 ……………… 56, 72
大黄牡丹湯 ……………… 28, 44, 73
大陷胸湯 ……………… 41, 45, 73
大承気湯 ……………… 35, 43, 45, 47, 50, 51, 52, 54, 60, 62, 70
大青竜湯
　 ……………… 34, 35, 60, 72, 78
太陽中暍 ……………… 89
沢漆湯 ……………… 39
短（脈）……………… 80, 93
痰 ……………… 85, 90, 91
胆疏 ……………… 18
胆の収斂作用 ……………… 19, 25
胆の疏泄作用 ……………… 19, 25

胆斂 ……………… 18

ち

遅（脈）……………… 27, 43, 90
中虚 ……………… 96
長（脈）……………… 79, 92
調胃承気湯 ……………… 62
癥瘕 ……………… 97
腸癰 ……………… 28
猪苓湯 ……………… 32
沈（脈）……………… 25, 39, 90

つ

痛 ……………… 87, 88, 92
通脈四逆加猪胆湯 ……………… 60
通脈四逆湯 ……………… 60

て

抵当湯 ……………… 40, 43, 47, 62

と

動（脈）……………… 76, 87, 95
当帰四逆湯 ……………… 64
統摂作用 ……………… 13

な

内外風 ……………… 89

に

二十九脈 ……………… 21

ね

熱 ……………………… 91, 93
熱邪亢盛 ……………… 98

は

肺癰 …………………… 89
白通加猪胆汁湯 ……… 59
白通湯 ………………… 59

ひ

微（脈）…………… 59, 89, 93
白虎加人参湯 ……… 59, 69
白虎湯 ……… 32, 36, 51, 52
表寒 …………………… 96
裏実 …………………… 90
表証 …………………… 89

ふ

浮（脈）………… 24, 32, 89
風湿相搏 ……………… 89
浮虚 …………………… 27
伏（脈）……………… 77, 97

茯苓桂枝五味甘草湯
 ……………………… 41, 63
茯苓桂枝白朮甘草湯
 ……………………… 41, 73
附子湯 ……………… 39, 55

ほ

防已黄耆湯 ………… 32, 33
防衛作用 ……………… 13
亡血 …………………… 98

ま

麻黄細辛附子湯 ……… 39
麻黄升麻湯 ………… 41, 44
麻黄湯 ……………… 32, 33, 34, 36, 46, 72
麻黄附子湯 ………… 40, 65
麻子仁丸 …………… 39, 54

み

脈外の気 ……………… 24
脈中の血 ……………… 24

も

木防已湯 …………… 41, 73

よ

陽虚 …………………… 27
陽明病 ………………… 27
薏苡附子敗醤散 ……… 46

り

裏虚 ………………… 89, 90

れ

歴節 …………………… 89

ろ

牢（脈）……………… 76, 97

【著者略歴】

江部　洋一郎（えべ・よういちろう）
1948 年　生まれ
1972 年　京都大学医学部卒業
1975 年　京都・高雄病院勤務
1994 年　高雄病院院長・江部医院開院
現　在　江部医院院長・高雄病院名誉院長

宗本　尚志（むねもと・ひさし）
1968 年　生まれ
1993 年　東京大学医学部卒業
現　在　高雄病院勤務

田川　直洋（たがわ・なおひろ）
1979 年　生まれ
2007 年　島根大学医学部卒業
2011 年　高雄病院勤務
2014 年　県立尼崎病院勤務

小栗　重統（おぐり・しげのり）
1968 年　生まれ
1995 年　岩手医科大学医学部卒業
2006 年〜 13 年　高雄病院勤務
現　在　本庄第一病院勤務

有光　潤介（ありみつ・じゅんすけ）
1970 年　生まれ
1997 年　愛媛大学医学部卒業
現　在　千里中央駅前クリニック　東洋医学センター長

石束　麻里子（いしつか・まりこ）
久留米大学医学部卒業
現　在　ミディ漢方医院福岡院長

経方脈学

2014年12月5日　　第1版　第1刷発行

- ■著　者　　江部　洋一郎／宗本　尚志／田川　直洋
  　　　　　　小栗　重統／有光　潤介／石束　麻里子
- ■発行者　　井ノ上　匠
- ■発行所　　東洋学術出版社
  　　　　　（本　　社）〒272-0822　千葉県市川市宮久保3-1-5
  　　　　　（販　売　部）〒272-0823　千葉県市川市東菅野1-19-7-102
  　　　　　　　　　　　　電話 047(321)4428　FAX 047(321)4429
  　　　　　　　　　　　　e-mail：hanbai@chuui.co.jp
  　　　　　（編　集　部）〒272-0021　千葉県市川市八幡2-11-5-403
  　　　　　　　　　　　　電話 047(335)6780　FAX 047(300)0565
  　　　　　　　　　　　　e-mail：henshu@chuui.co.jp
  　　　　　（ホームページ）http://www.chuui.co.jp/

印刷・製本―――丸井工文社
2014 Printed in Japan ©　　　　　SBN978-4-904224-31-1　C3047

『経方医学』シリーズ

まったく新しい『傷寒論』の解釈で，話題のシリーズ。『傷寒論』の生理から病理・処方・薬物まで，全体系を緻密な論理で解明する。日本漢方・中医学の伝統を踏まえながら，深化・発展させたダイナミックな理論体系である。『傷寒・金匱』の条文から，体内を流れる気血の方向性，強弱を把握して病理を考察し，各生薬の効能を再検討し，各処方に独自の評価を与える。

■ **経方医学 1**
『傷寒・金匱』の理論と処方解説
第3版

江部洋一郎・横田静夫著
Ａ5判並製　276頁　　　　　　　　　　　　本体4,600円＋税
「経方医学」シリーズの総論篇。簡潔な条文と処方の背後にある体系を理論化する。

■ **経方医学 2**

江部洋一郎・横田静夫著　Ａ5判並製　180頁　本体3,200円＋税
桂枝湯加減と麻黄湯を中心にした処方解説。

■ **経方医学 3**

江部洋一郎・和泉正一郎著　Ａ5判並製　224頁　本体3,400円＋税
葛根湯・小青竜湯・真武湯・五苓散を中心にした処方解説。

■ **経方医学 4**

江部洋一郎・和泉正一郎著　Ａ5判並製　264頁　本体4,000円＋税
結胸・臓結／胸痺・心痛／梔子鼓湯類／木防已湯・木防已去石膏加茯苓芒硝湯／酸棗仁湯・黄連阿膠湯／柴胡湯類／瘧病／黄芩湯・黄芩加半夏生姜湯／瀉心湯類／その他の処方／白虎湯類

■ **経方薬論**

江部洋一郎・和泉正一郎・内田隆一著
Ａ5判並製　132頁　　　　　　　　　　　　本体2,000円＋税
『経方医学』の処方の働きを理解するには各生薬が担う役割を理解する必要がある。傷寒金匱方を中心とする全118味について，各単味ごとに『神農本草経』と『名医別録』の関連条文をあげ，「効能」「作用する場所」「処方」「参考項目」の各項目を設けて丁寧な解説を加える

[原文] 傷寒雑病論

四六判上製　三訂版　440頁　　　　　　本体3,500円＋税
原文字版『傷寒論』『金匱要略』の合冊本。明・趙開美本『仲景全書』(内閣文庫本)を底本とする。1字下げ条文を復活，旧漢字を使用して原典に最も忠実な活字版テキストとして高い評価を受ける。

中国傷寒論解説

劉渡舟(北京中医学院教授)著　勝田正泰・川島繁男・菅沼伸・兵頭明訳　Ａ5判並製　264頁　　　　　本体3,400円＋税
中国『傷寒論』研究の第一人者による名解説。逐条解説でなく，『傷寒論』の精神を深く把握しながら，条文の意味を理解させる。著者と先人の見事な治験例も収載。

現代語訳●宋本傷寒論

劉渡舟・姜元安・生島忍編著　Ａ5判並製　834頁　本体8,600円＋税
原文と和訓の上下2段組。北京図書館所蔵の宋本傷寒論の全条文に[原文・和訓・注釈・現代語訳・解説]を付した総合的な傷寒論解説。著者は，日本の傷寒論研究に絶大な影響を与えた『中国傷寒論解説』(小社刊)の著者。

金匱要略解説

何任（浙江中医学院教授）著　勝田正泰監訳
内山恵子・勝田正泰・庄司良文・菅沼伸・兵頭明・吉田美保訳
Ａ５判並製　680頁　　　　　　　　　　本体5,600円＋税

『中国傷寒論解説』（劉渡舟著・小社刊）とともに，名著の誉れ高い解説書。［原文―訓読―語釈―解説―索引］の構成。

傷寒論を読もう

髙山宏世著
Ａ５判並製　480頁　　　　　　　　　　本体4,000円＋税

必読書でありながら，読みこなすことが難しい『傷寒論』を，著者がやさしい語り口で条文ごとに解説。初級者にも中級者にも，最適。40種の患者イラスト入り「重要処方図解」付きで，臨床にも大いに参考になる。

宋以前傷寒論考

岡田研吉・牧角和宏・小髙修司著
森立之研究会編　付録CD-ROM付き
Ａ５判並製　640頁　　　　　　　　　　本体8,000円＋税

画期的な傷寒論研究。数多の文献との比較・検証によって，『傷寒論』の時代的変遷が明らかに。定説を打ち破る，『傷寒論』の真実の数々。千年来の『傷寒論』の疑問が，いま氷解する。

臨床力を磨く傷寒論の読み方㊿

裴永清著　藤原了信監訳　藤原道明・劉桂平訳
Ａ５判並製　312頁　　　　　　　　　　本体3,800円＋税

劉渡舟先生を師とする著者が，長年の臨床経験にもとづき，『傷寒論』の50の論題に関する緻密な考察を述べる。古典理論によって『傷寒論』の難点をすっきりと解決し，治療効果を発揮するための実践的な考え方を提示する。

名医の経方応用
―― 傷寒金匱方の解説と症例

姜春華・戴克敏著　藤原了信監訳　藤原道明・劉桂平訳
Ａ５判並製　592頁　　　　　　　　　　本体5,400円＋税

上海の名老中医・姜春華教授の講義を整理・加筆。『傷寒・金匱』収載の約160方剤について，構成生薬・適応証・方解・歴代名医の研究・応用を解説。エキス剤にも応用可能。漢方入門者から上級者まで，長く使える１冊。

［新装版］中医臨床のための方剤学

神戸中医学研究会編著
Ａ５判並製　664頁　　　　　　　　　　本体7,200円＋税

中医方剤学の名著が大幅に増補改訂して復刊。復刊にあたり，内容を全面的に点検し直し，旧版で収載し漏れていた重要方剤を追加。

［新装版］中医臨床のための中薬学

神戸中医学研究会編著
Ａ５判並製　696頁　　　　　　　　　　本体7,800円＋税

永久不変の輝きを放つ生薬の解説書。1992年の刊行以来，入門者からベテランまで幅広い読者の支持を獲得してきた「神戸中医学研究会」の名著が，装いを新たに復刊。

中医学の魅力に触れ，実践する
[季刊] 中医臨床

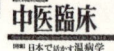

- ●定　　価　本体 1,571 円＋税（送料別 210 円）
- ●年間予約　本体 1,571 円＋税　4 冊（送料共）
- ●3 年予約　本体 1,429 円＋税　12 冊（送料共）

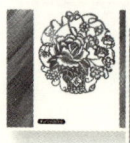

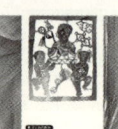

●──中国の中医に学ぶ

現代中医学を形づくった老中医の経験を土台にして，中医学はいまも進化をつづけています。本場中国の経験豊富な中医師の臨床や研究から，最新の中国中医事情に至るまで，編集部独自の視点で情報をピックアップして紹介します。翻訳文献・インタビュー・取材記事・解説記事・ニュース……など，多彩な内容です。

●──湯液とエキス製剤を両輪に

中医弁証の力を余すところなく発揮するには，湯液治療を身につけることが欠かせません。病因病機を審らかにして治法を導き，ポイントを押さえて処方を自由に構成します。一方エキス剤であっても限定付ながら，弁証能力を向上させることで臨機応変な運用が可能になります。各種入門講座や臨床報告の記事などから弁証論治を実践するコツを学べます。

●──古典の世界へ誘う

『内経』以来 2 千年にわたって連綿と続いてきた古典医学を高度に概括したものが現代中医学です。古典のなかには，再編成する過程でこぼれ落ちた智慧がたくさん残されています。しかし古典の世界は果てしなく広く，つかみどころがありません。そこで本誌では古典の世界へ誘う記事を随時企画しています。

●──薬と針灸の基礎理論は共通

中医学は薬も針も共通の生理観・病理観にもとづいている点が特徴です。針灸の記事だからといって医師や薬剤師の方にとって無関係なのではなく，逆に薬の記事のなかに鍼灸師に役立つ情報が詰まっています。好評の長期連載「弁証論治トレーニング」では，共通の症例を針と薬の双方からコメンテーターが易しく解説しています。

ご注文はフリーダイヤル FAX で
0120-727-060

東洋学術出版社

〒 272-0823　千葉県市川市東菅野 1-19-7-102
電話：(047) 321-4428
E-mail：hanbai@chuui.co.jp
URL：http://www.chuui.co.jp